Bianca Maria Heinkel • Jhari Gerlind Kornetzky

Mama werden mit HypnoBirthing

Bianca Maria Heinkel
Jhari Gerlind Kornetzky

Mama werden mit Hypno Birthing

So bringst du dein Baby vertrauensvoll und entspannt zur Welt

KÖSEL

Für die Kinder,
die noch geboren werden.

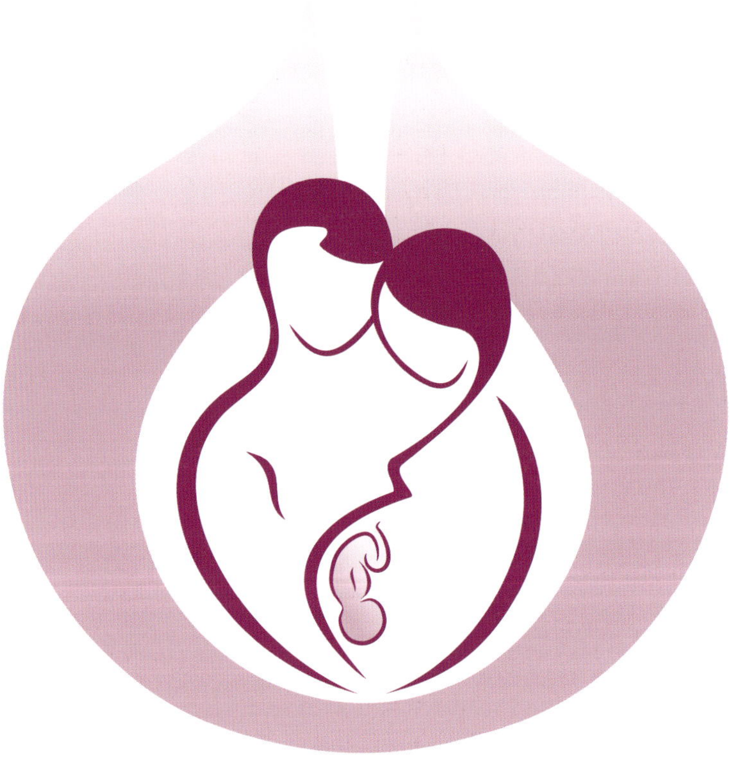

Inhalt

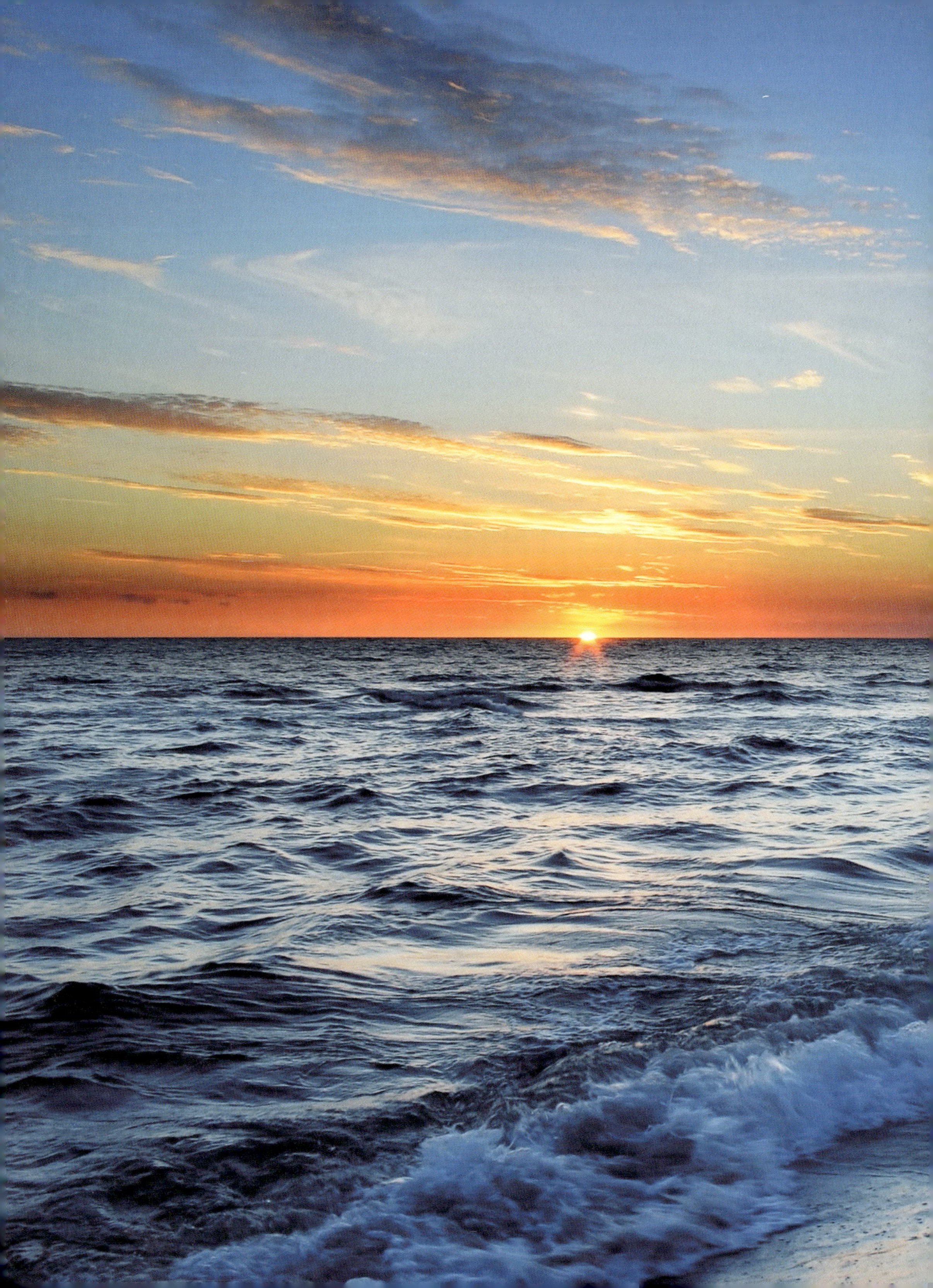

Über die Geduld

Man muss den Dingen die eigene,
stille ungestörte Entwicklung lassen,
die tief von innen kommt und durch nichts gedrängt
oder beschleunigt werden kann,
alles ist ausgetragen – und dann gebären …
Rainer Maria Rilke

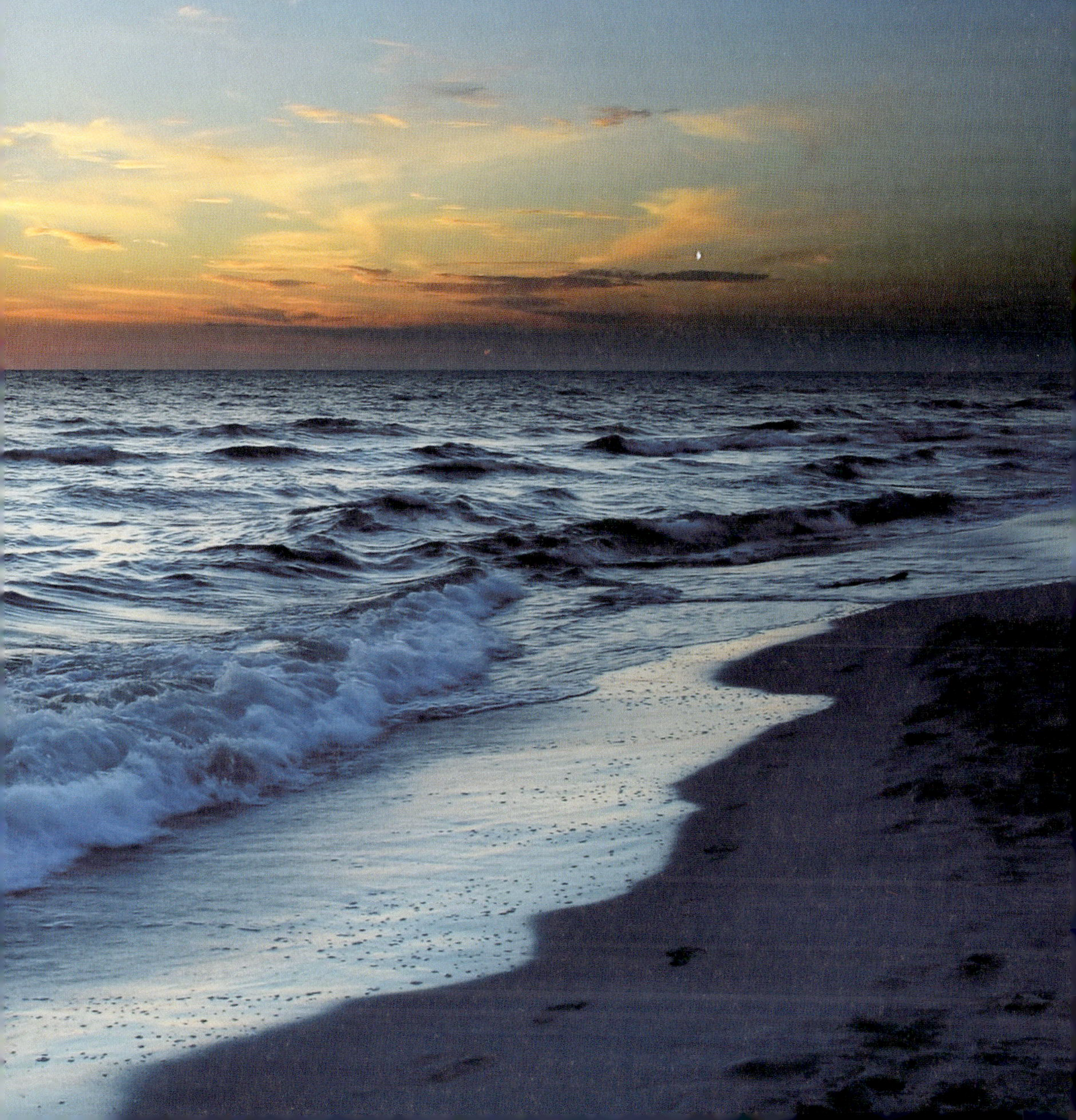

Vorwort

Die Geburt eines jeden Menschen ist eine Sternstunde für die ganze Menschheit. So bedeutungslos dieses kleine, hilflose Wesen auf den ersten Blick auch sein mag – es ist Teil unserer Kultur. Vielleicht wird dieses Kind eines Tages von sich reden machen und in aller Munde sein. Vielleicht aber wird es still und unscheinbar die Farben unserer Welt bereichern. In jedem Fall ist dieses Kind wichtig – wichtig wie seine Mutter, die in tiefer Verbindung mit ihm diesen einzigartigen und archaischen Lebensmoment gestaltet.

Wir leben in einer Zeit, die das Besondere des Gebärens zu vergessen haben scheint. Viele Menschen erleben das Gebären als einen medizinischen Akt – eingebettet in eine Welt, in der Zuwendung durch Kontrolle, »gute Hoffnung« durch Risikoverständnis und Geburtskultur durch Geburtsmedizin ersetzt wurde. Auch wenn diese Entwicklung soziokulturell gewachsen ist und zu unserem selbstbestimmten, aufgeklärten und säkularen Menschenbild passt, muss uns immer bewusst sein, dass damit nur ein Teilaspekt des Gebärens abgebildet wird. Und eben diese Einbettung der Geburt in eine laute, volle Welt macht es vielen Frauen in unserer Zeit schwer, Zugang zum Besonderen, zum Stillen, zum Innigen dieses Lebensmoments zu finden.

Aber genau dieser Zugang ist von größter Bedeutung für das Gelingen der Geburt. Wie in kaum einer anderen Lebensphase spielen Beziehung und Bindung zwischen Mutter und Kind – ebenso wie im weiteren Sinne auch zum Vater – eine Schlüsselrolle für einen auf Erfolg ausgerichteten biologischen Prozess. Man kann nur »ent-binden«, wenn es zuvor Bindung gibt. Und damit meine ich nicht nur die Mutter-Kind-Bindung. Ich meine ebenso auch die Beziehung und Bindung der Frau an sich selbst, ihre Verhaftung in ihrer Weiblichkeit, in ihrem Frau-Sein.

HypnoBirthing ist ein Konzept, das genau diese Aspekte zum Schwingen bringen möchte. Hier geht es um Ver-Tiefung, um Ver-Innerlichung, um Los-Lassen, um Frei-Machen von äußerer Reizflut. Hier geht es um Stille und Still-Sein, um Eins-Sein mit sich und dem Kind. In meiner geburtshilflichen Praxis darf ich immer wieder diese besonderen Momente erleben, bei denen Frauen unter der Geburt in diese Innenwelt eintreten. Der Vorwurf mancher Kritiker, dass das Kind von der in sich ruhenden Mutter entkoppelt sei, trifft nach meiner Beobachtung in den meisten Fällen nicht zu. Dennoch ist es die Aufgabe aller das Konzept vermittelnden LehrerInnen, genau auf diesen Aspekt zu achten und diesen zu fördern: Beziehung und Bindung umspannt immer das ganze System der Geburt – auch und gerade in diesen besonders verinnerlichten Momenten.

Das vorliegende Buch ist ein Glücksfall für alle, die sich für das Konzept interessieren. Ich möchte den LeserInnen Mut machen, die dargestellten Erfahrungen ernst zu nehmen. HypnoBirthing ist keine neue Religion des Gebärens. Aber es kann die Sichten auf die Geburt bereichern und Frauen helfen, zu sich und zur eigenen Gebärkompetenz zu finden. Möge dieses Buch für viele Frauen ein Weg sein, die Sternstunde der Geburt bewusst und beglückt erleben zu dürfen.

Dresden, 17. November 2015
Prof. Dr. med. Sven Hildebrandt, Gynäkologe

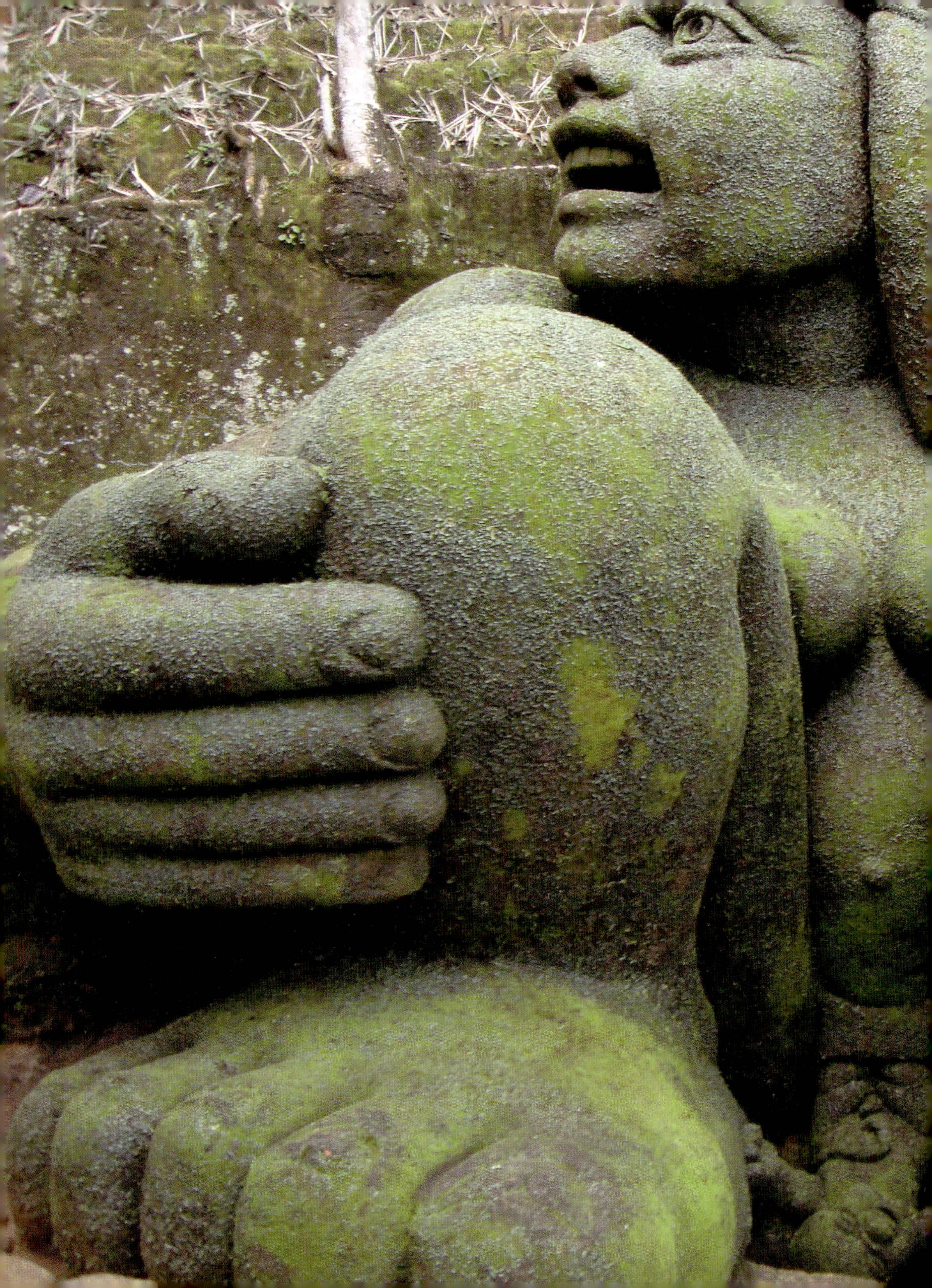

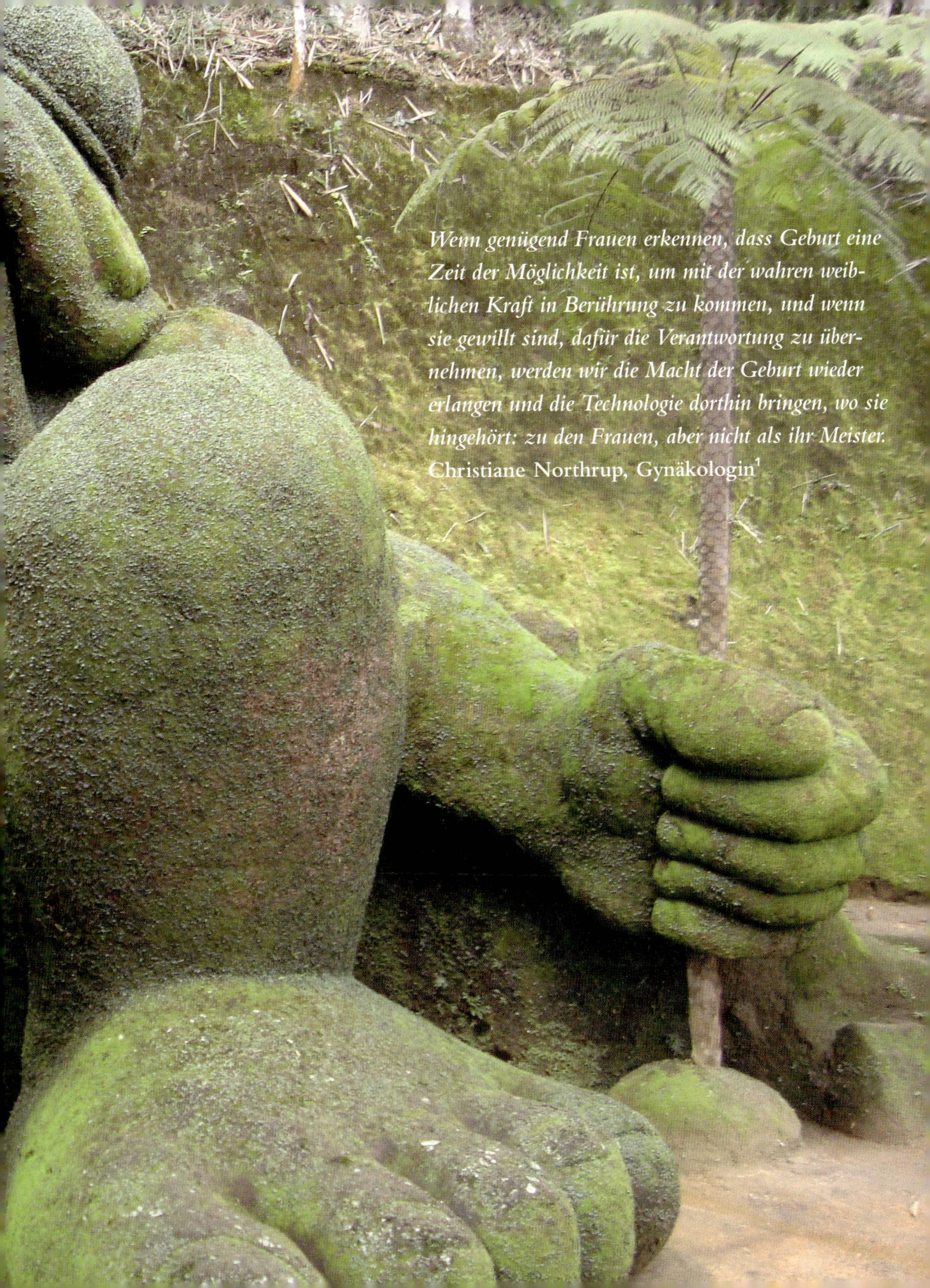

Wenn genügend Frauen erkennen, dass Geburt eine Zeit der Möglichkeit ist, um mit der wahren weiblichen Kraft in Berührung zu kommen, und wenn sie gewillt sind, dafür die Verantwortung zu übernehmen, werden wir die Macht der Geburt wieder erlangen und die Technologie dorthin bringen, wo sie hingehört: zu den Frauen, aber nicht als ihr Meister.

Christiane Northrup, Gynäkologin[1]

Einführung

Biancas Geschichte

Wer das Unverhoffte nicht erhofft, wird es nicht finden.
Heraklit

Als ich 1979 mit meinem ersten Kind schwanger war, wusste ich eines mit Sicherheit: Ich wollte auf keinen Fall in ein Krankenhaus. Das wiederum war für meine Familie ein Unding. Für eine Zwanzigjährige italienischer Herkunft, die mit einem Griechen verheiratet war, galten bestimmte Regeln. Doch nachdem ich über Rooming-in, sanfte Geburt, Lamaze, Leboyer und dergleichen mehr gelesen hatte, war mir klar, dass ich für mich und mein Kind einen anderen Weg gehen musste. Ich hatte Glück und fand das damals einzige Geburtshaus der Stadt.

Diese selbstbestimmte, aus meinem Inneren kommende Entscheidung, mit der ich mich gegen die gängigen Regeln stellte, war im Rückblick eine der besten Entscheidungen meines Lebens. Auch zur Geburt meines zweiten Sohnes zwei Jahre später setzte ich meinen Kopf durch. Ich hatte entschieden: Ich bekomme dieses Kind im Stehen. Eine Herausforderung für die Hebamme – das war damals nicht üblich. Da ich aber partout nicht auf das Kreißbett zu bekommen war, blieb ihr keine Wahl, und ich durfte erfahren, über welche Kräfte mein Körper verfügt und wie wichtig es war, es genau so zu machen. Ich fühlte, dass es für mich und mein Kind richtig war.

Die Findung oder der Weg erschließt sich im Gehen

Danach wurde ich immer öfter um Begleitung bei Geburten gebeten. So wurde ich zur Geburtsbegleiterin, die man heute Doula nennt. Später lernte ich als Körpertherapeutin auf der Trauma-Station einer psychosomatischen Klinik unter anderem das PITT-Konzept nach Luise Reddemann kennen, in dem ein zentraler Aspekt die Arbeit mit inneren Bildern, Imaginationen, ist. Mit diesen

Modellen arbeitete ich in meiner eigenen Praxis weiter. Als Geburtsbegleiterin bei einer meiner Kursteilnehmerinnen stellte ich später fest, dass sie sich sofort wieder auf ihren Körper und den Geburtsprozess einlassen konnte, sobald ich Schlüsselworte und Gesten aus dem Kurs verwendete. »Zufälligerweise« fiel mir kurz darauf das Buch »HypnoBirthing« von Marie Mongan in die Hände. Umgehend machte ich die Ausbildung (2009) bei Sydney Sobotka in der Schweiz. In diesem Konzept fand ich eine Möglichkeit, meine Erfahrungen und mein Wissen als Therapeutin und Geburtsbegleiterin zusammenzufügen, um Schwangere im Hinblick auf die Geburt und Paare im Hinblick auf die bevorstehende Elternschaft zu stärken. Und ich sah mit HypnoBirthing einen Weg, aktiver zu einer Geburtskultur beizutragen, die Frauen darin unterstützt, sich wieder den Respekt und die Achtung zurückzuholen, die ihnen gebührt. Denn bis vor nicht allzu langer Zeit bestimmten Frauen noch selbst, wie sie gebären wollten. Eine Hebamme und auch Nachbarinnen und Freundinnen wurden dazu gerufen, jede hatte ihre Aufgabe bei der Geburt. So schreibt die Medizinhistorikerin Barbara Duden: »Das Wissen darum, dass im Normalfall ein Kind nur unter Frauen – ohne Hinzuziehung eines Arztes – geboren werden kann, ist fast gänzlich verloren gegangen.«[2]

Geburt fand in vertrauter Atmosphäre unter Menschen statt, mit denen die Frau eine persönliche Beziehung hatte. Heute begegnen sich Fremde, die Schwangere trifft in der Klinik auf wechselndes medizinisches Personal. Man kennt sich nicht, die Umgebung ist fremd und im Unterbewusstsein mit Krankheit und Leid verknüpft, und dennoch soll sich die schwangere Frau in diesen entscheidenden Stunden ihres Lebens hingeben und öffnen.

Trügerische Sicherheit

Was seit Menschengedenken geburtserfahrene Frauen und Hebammen kraft ihrer Intuition und Lebenserfahrung praktizierten und den Gebärenden an Unterstützung geben konnten, verlor sich im Laufe der letzen hundert Jahre auf dem Weg zur Klinikgeburt. Heute ordnen sich die Frauen, die werdenden Väter und auch die Hebammen den Bestimmungen eines Klinikmanagements und einer von Apparaten, Zeit- und Kostendruck dominierten Krankenhausatmosphäre unter.

Doch je mehr technische »Sicherheit«, desto unsicherer die werdenden Eltern, denn Sicherheit ist relativ, sie ist eine Illusion und aller Technisierung zum Trotz lässt sich eine Geburt nicht wirklich kontrollieren. Weil sie kein technischer Prozess ist, sondern ein organischer Vorgang, der sich in einem menschlichen Körper vollzieht und nicht berechenbar ist. Die Geburt ist ein körperliches, psychisches und spirituelles Übergangsritual und liegt letztendlich in der Verantwortung und Kompetenz der Frau. Die zunehmende Verschiebung der Eigenverantwortlichkeit an eine Geburtsmedizin, die Verlagerung der eigenen Körperwahrnehmung an Kontrollinstanzen im Außen (immer detailliertere Mutterpässe, Ultraschall, Apps etc.) führen zu einer Entfremdung vom eigenen Körper und bei allen Beteiligten zu mehr Angst. Die Folgen sind unter anderem Interventionskaskaden und steigende Kaiserschnittraten, was wiederum zu noch mehr Angst und Unsicherheit führt.

Aber das muss nicht so bleiben. Wir als Frauen können und sollten uns hier einmischen und uns gegenseitig darin unterstützen, ungestörte, gute Geburtserlebnisse zu fördern. Frauen haben in etwa nur einmal in ihrem Leben die Gelegenheit, an dieser Erfahrung teilzuhaben. Das macht jeden Schritt hin zu einer Geburtskultur, die die Frau achtet und stärkt und die babyfreundlich ist, ausgesprochen wertvoll! Durch meine Beschäftigung mit Frauen- und Geburtskulturen sowie den Erkenntnissen um die Wirksamkeit von Meditation, Neurobiologie, Neuropsychoimmunologie und neuen Therapiemodellen[3] entstand immer mehr das Bedürfnis, dieses Wissen und die gesammelten Erfahrungen auch in die HypnoBirthing-Kurse zu integrieren. Mit meinem Mann Ralph, ebenfalls zertifizierter HypnoBirthing-Kursleiter, gründete ich das HypnoBirthing Institut Deutschland, mit dem Anliegen, all dies an HypnoBirthing-Kolleginnen und Hebammen weiterzugeben. In unseren Elternkursen steht Ralph als Ansprechpartner für die Männer zur Verfügung. In meiner Rolle als Supervisorin lernte ich 2013 Jhari Gerlind Kornetzky kennen und sehr schnell wurde daraus aufgrund vieler Übereinstimmungen eine fruchtbare und vertrauensvolle Zusammenarbeit.

Jharis Geschichte

Brauche nichts, wünsche alles, wähle, was sich dir zeigt.
Neale Donald Walsch

Mein Weg zu HypnoBirthing begann bei der Geburt meines Sohnes im Jahr 1990. Er kam zu Hause zur Welt, in einem wunderbaren ländlichen Ambiente mit loderndem Kaminfeuer und umgeben von liebevollen Freunden, an einem strahlenden Schneemorgen im Februar. Die Geburt war für mich das stärkste und wunderbarste Erlebnis meines Lebens. Ich hatte keinerlei Vorbereitung gehabt, außer ein wenig Lektüre von Leboyer und Kitzinger. Ich lebte zur Zeit der Schwangerschaft an einem sehr abgelegenen Ort in Portugal und war nur zur Geburt nach Deutschland gekommen; etwa sechs Wochen vor der Geburt hatte ich nur eine Ultraschalluntersuchung. Was mich die ganze Zeit der Schwangerschaft über begleitet hatte, war ein tiefes Vertrauen in mein inneres Wissen darum, wie Gebären geht – vielleicht nicht bewusst, aber ganz gewiss unterbewusst und körperlich. Und dazu gehörte auch, dass ich nicht in eine Klinik gehen würde. Glücklicherweise hatte ich Freunde, die uns einluden, bei ihnen zu gebären. Wäre es in dieser Zeit in Portugal an meinem Wohnort möglich gewesen, eine Hebamme für eine Hausgeburt zu bekommen, wäre ich dort geblieben.

Dieses Erlebnis der Geburt hat sich mir tief eingeprägt, und ich habe meine Geschichte vielen Menschen erzählt. Ich fand es immer traurig, dass meiner Beobachtung nach so wenige Frauen gute Erinnerungen mit der Geburt ihrer Kinder verknüpfen. Stattdessen überwiegt die Erinnerung an Angst, Schmerz, Fremdbestimmung, Drama, Panik, Trauma.

Mein Leben nahm seinen Lauf mit anderen interessanten Schwerpunkten, bis mir eine Frau begegnete, die sagte, sie gebe HypnoBirthing-Kurse. Ich war sofort neugierig und wusste bereits nach ihren ersten erklärenden Sätzen, dass ich dies auch unterrichten wollte. Ich befand mich in der Ausbildung zum Systemischen NLP-MasterCoach und hatte gerade die Ausbildung zum Gesundheitscoach abgeschlossen. Nach 13 Jahren Tätigkeit als Verlagsleiterin in einem Verlag für audio-visuelle Medien in den Fachbereichen Psychologie, Psychotherapie und Spiritualität hatte ich beschlossen, mein erworbenes Wissen und meine gelebte Erfahrung in der Kommunikation mit und Beratung von Menschen in eine Form zu gießen, beruflich zu definieren und zu nutzen.

In dieser Arbeit verstehe ich mich in erster Linie als Impulsgeberin und Begleiterin für Menschen in Veränderungsprozessen. Und so sah ich deutlich, dass HypnoBirthing die Antwort auf eine vor vielen Jahren gestellte Frage ist: Wie kann ich Frauen vermitteln, dass Gebären einfach, wunderbar und bereichernd sein kann?

Im Sommer 2013 absolvierte ich die Ausbildung zur HypnoBirthing-Kursleiterin bei Sydney Sobotka, im November 2013 begann ich zu unterrichten. Auf der Suche nach Kolleginnen in der Umgebung, mit denen ich mich austauschen und vernetzen konnte, begegnete mir Bianca Maria Heinkel. Schnell war klar, dass wir uns in vielen Sichtweisen und Standpunkten einig waren, und so entwickelte sich eine sehr fruchtbare Zusammenarbeit. Wir fanden übereinstimmend neue Perspektiven innerhalb des HypnoBirthing-Konzepts und setzten diese um. Unsere konzeptionelle Zusammenarbeit führte organisch zu diesem gemeinsamen Buch.

Zu diesem Buch

> *Nichts ist mächtiger als eine Idee, deren Zeit gekommen ist.*
> Victor Hugo

Wir freuen uns, dass du zu diesem Buch gegriffen hast. Es mag dir ungewöhnlich erscheinen, dass wir dich mit »du« ansprechen, doch die Vorbereitung auf die Geburt ist ein sehr persönliches Thema, und wir möchten es dir erleichtern, das Gelesene schneller und direkter zu verinnerlichen. Das gelingt besser mit »du« als mit »Sie«. Es gibt bereits sehr viele Bücher zum Thema Schwangerschaft und Geburt, mit detaillierten Beschreibungen der Entwicklung des Ungebore-

Geburtsbericht

»… Was sehr gut war: dass ich durch das Buch und den Kurs wirklich gar keine Angst hatte und voller Vorfreude war. Ich habe nur einen dreistündigen Minikurs gehabt, sodass mir vielleicht ein bisschen Routine in den Übungen gefehlt hat, aber es hat mich sehr viel sicherer gemacht; es hat mich ermutigt und mich die Geburt als freudiges Ereignis erleben lassen. Ich konnte nur die Atemübungen anwenden und habe mehrmals die CD gehört. Bei meiner ersten Geburt hatte ich eine PDA. Diesmal war ich sehr weit weg davon. Ich war beim ersten Mal wirklich sehr schlecht vorbereitet …« (K.D.)

nen, mit ausführlichen medizinischen Informationen und mit Erläuterungen zur Entwicklung der Geburtskultur. Ganz besonders empfehlen möchten wir *Die selbstbestimmte Geburt* von Ina May Gaskin, einer amerikanischen Hebamme, die 2011 den alternativen Nobelpreis für ihr Lebenswerk erhielt.[4]

Wir wissen, dass deine Zeit kostbar ist, daher haben wir uns hier auf die praktischen Aspekte beschränkt, die dich bei der Geburt deines Kindes unterstützen sollen. Wir wollen das Wesentliche des HypnoBirthing-Konzepts darstellen, dir Inspiration bieten und die wichtigsten Übungen und Trancen vorstellen, die du auf unseren Webseiten (siehe S. 181) downloaden kannst. Du kannst dir verschiedene Anleitungen vornehmen, sie ausprobieren, alleine oder gemeinsam mit deinem Partner üben und das, was für dich stimmig ist, vertiefen. Es gibt Trancen wie »Mein Regenbogen« und »BabyTalk« speziell für dich als Schwangere und »Die große Kraft der kleinen Pause«, die dein Partner auch nutzen kann. Im Kapitel »Für den Vater, den Fels in der Brandung« ist für ihn Nützliches und Hilfreiches zur Begleitung während der Geburt zusammengefasst.

Ein Buch – und sei es noch so ausführlich – kann einen Kurs, in dem persönlicher Austausch stattfindet und Fragen beantwortet werden, in dem Übungen direkt angeleitet und falls nötig korrigiert werden, nicht ersetzen. Wenn es allerdings nicht möglich ist, einen Kurs zu besuchen, kann ein Buch durchaus eine wertvolle Unterstützung sein. Die hier angebotenen Atemübungen, Visualisierungen und die speziell ausgearbeiteten Trancen sollen dich darin unterstützen, deinen Geist auf ein gutes, selbstbestimmtes Geburtserlebnis hin auszurichten und dein Vertrauen darauf in dir zu verankern.

Natürliches Körperwissen

Wir möchten deinen Blick auf dein natürliches Körperwissen lenken und dich darin unterstützen, dich an deine bewussten wie unbewussten Kompetenzen zu erinnern. Mit diesem Erinnern verankerst du dich in dem Vertrauen, dass Geburt ein natürlicher Vorgang ist.

Dafür richten wir im HypnoBirthing den Fokus darauf, was dich in der Schwangerschaft und während der Geburt stärkt. Gebären musst du nicht lernen, das ist ein instinktives, biologisches Wissen in dir. Ja, Geburt ist eine enorme Arbeitsleistung des Körpers, eine Ur-Kraft, die mit nichts anderem vergleichbar ist. Sie ist das kraftvollste biologische Geschehen überhaupt. Und genau dafür ist in deinem weiblichen Körper eine Ur-Information, eine Art »GebärCode«[5] angelegt, ein archaisches Gebärprogramm. Wir möchten dich darin unterstützen, in Kontakt mit diesem GebärCode zu kommen, auf dass du vertrauensvoll durch die Schwangerschaft und Geburt gehen kannst. Dass du selbstbestimmt entscheiden kannst, was für dich stimmig ist, und dich von dem distanzieren kannst, was andere aus vermeintlich besserem Wissen an dich herantragen. Dass du GeburtshelferInnen wählst, die dich auf deinem Weg zu einer ungestörten, interventionsfreien Geburt begleiten.

Geburtshilfe und Geburtsmedizin

Wir unterscheiden Geburtshilfe und Geburtsmedizin. Geburtshilfe unterstützt die Mutter in dem natürlichen, aus sich selbst heraus geschehenden Körperprozess der Geburt. Geburtsmedizin sieht in der Mutter eine Patientin, auch dann, wenn alles ganz normal verläuft und im Grunde keinerlei medizinisches Eingreifen notwendig ist. Interventionen sollten tatsächlich immer »not-wendig« sein – sie sollten Not von dir und dem Kind abwenden! Geburtsmedizin sollte auf die Pathologie beschränkt beziehungsweise eine Notfallmedizin sein. Das ist der wahre Segen, den Medizin und Technik in diesen Bereich gebracht haben, bringen können und sollen. Doch Geburtshilfe ist etwas anderes. Sie fördert im besten Fall die wichtigsten Fähigkeiten aller Beteiligten – der Mutter, des Kindes und des Vaters – zum Erlangen einer ungestörten, interventionsfreien, natürlichen Geburt: zu vertrauen, entspannt zu sein und Geduld zu haben. Sie unterstützt dich dabei im Kontakt mit dir selbst, mit deinem Körper, mit deinem Baby zu sein.

Wir wollen dazu beitragen, dass Geburt für dich, dein Kind und deinen Partner ein ungestörtes[6] Erlebnis wird, frei von unnötigen, den Geburtsverlauf störenden Interventionen. Denn jede Intervention stört diesen Prozess erheblich, sei es eine künstliche Einleitung, wiederholte vaginale Untersuchungen, CTG, Gespräche über Probleme, Fragen zu Schmerzen und Hinweise zu Schmerzmitteln. Du wirst im Laufe des Buches immer wieder dem Begriff der »Ungestörtheit der Geburt« begegnen. Er ist für uns insofern zentral, als dass er alle Vorbedingungen für eine natürliche, vaginale Geburt aus eigener Kraft zusammenfasst. Dazu findest du nachfolgend eine eindrückliche Fabel.

Das Katzenexperiment

Katzen gelten als gute Gebärerinnen. Und alle, die Katzen kennen, wissen, dass Katzen zum Gebären Ungestörtheit und Ruhe brauchen. Und oft ist das erste Bild, das bei dem Gedanken an eine Katzengeburt vor dem inneren Auge entsteht, daher das von einem Schuhkarton, kuschelig ausgepolstert, der in einer versteckten, dunklen Ecke steht, vielleicht in einem Kleiderschrank.

Denn alle, die Katzen kennen, wissen, dass bei einer Katze, die man beim Gebären stört, die Kontraktionen aufhören. Oder dass es sein kann, dass sie ihre Jungen nicht annimmt. Und da Gedankenexperimente in der Art von: »Was hätte sich wie entwickelt, wenn …?« zu Schlussfolgerungen führen können, möchte ich nun einfach dieser Frage nachgehen: Was hätte sich wie entwickelt, wenn sich vor langer Zeit eine Gruppe von Wissenschaftlern dazu entschlossen hätte, das Gebärverhalten von Katzen zu erforschen?

Natürlich hätten die Katzengeburten zu Studienzwecken vom Schuhkarton im Kleiderschrank ins Labor verlegt werden müssen. Und um alles gut beobachten zu können, wäre das Labor selbstverständlich hell erleuchtet gewesen.

Auch wären die Katzen für eine genaueste Überwachung mit vielen Kabeln an Monitore angeschlossen und für einen bequemen Handlungsspielraum auf erhöhte, rundum zugängliche Tische gelegt worden. Für ein eventuelles Eingreifen hätten sie prophylaktisch einen venösen Zugang gelegt bekommen. Den Katzen fremde Labortechniker wären Tag und Nacht ständig ein- und ausgegangen, um jeden Moment des Geburtsverlaufs genauestens zu dokumentieren. Die Studie hätte bedenkliche Ergebnisse geliefert, wie alle, die Katzen kennen, wahrscheinlich schon vermutet haben.

Es hätte sich gezeigt, dass Katzen häufig nur schlecht gebären können, die Geburtsarbeit überwiegend unkoordiniert verläuft, die Geburten lange dauern, manchmal mittendrin abbrechen und dass infolge dessen auch die Herztöne der ungeborenen Kätzchen regelmäßig schlecht werden und medizinische Interventionen oft notwendig sind.

Die Studie wäre daher bald mit veränderter Fragestellung weitergeführt worden. Die Wissenschaftler hätten nun wissen wollen – denn sie hatten ja wirklich nur die besten Absichten gehabt –, mit welchen Medikamenten oder medizinischen Maßnahmen sich die Ergebnisse der Katzengeburten verbessern lassen könnten.

Bald hätten sie über die Möglichkeiten hochentwickelter Geburtstechnologien veröffentlicht. Die Medien hätten diese Erkenntnisse gestreut. Und sehr schnell hätten alle, die ihre Katzen liebten, diese zur Geburt ins Labor gebracht, denn es hätte als der sicherste Platz gegolten.

Und diese Entwicklung wäre weiter vorangeschritten. Das Labor wäre im Laufe der Jahre immer wieder erweitert worden. Immer mehr Zweigstellen, auch an anderen Orten, hätten geöffnet. Und überall wäre immer mehr Personal angestellt worden. Eine Interessensgruppe hätte eine Kostenübernahme durch alle Tier-Krankenversicherungen erreicht. Denn schließlich hätte eine solche Geburtstechnologie auch finanziell ihren Preis.

Irgendwann wäre die erste Generation der Techniker alt geworden, in den Ruhestand gegangen. Und die zweite, dann die dritte, vierte Generation, nicht nur der Techniker, sondern auch der Katzenfreunde, hätte von Geburten im Schuhkarton immer weniger gewusst. Das Wissen, das alle, die Katzen kennen, haben, das Wissen darum, was Katzen zum Gebären brauchen, wäre mit jeder Generation mehr und mehr verloren gegangen.

Währenddessen hätten die Wissenschaftler, sehr zufrieden mit sich selbst, jetzt das Ziel, die Art und Weise ihrer Labor-Geburtsmedizin noch weiter zu entwickeln. Denn schließlich hätten sie oft bei Komplikationen wie Geburtsstillstand oder schlechten Herztönen das Leben der Katzen und ihrer Kätzchen gerettet. Wie sie mit der immer weiter ansteigenden Rate der Schnittentbindungen hätten beweisen können.

So wäre es dazu gekommen, dass irgendwann der Wunsch nach einer Geburt im Schuhkarton, mit Verweis auf die Forschung, als eine gefährliche Idee gegolten hätte. Und nicht nur die Wissenschaftler, sondern auch alle, die ihnen geglaubt hätten, wären schließlich absolut davon überzeugt gewesen, dass Katzen auf keinen Fall ohne Technologie gebären können.

Wir alle, die evolutionsbiologisch zu den Säugetieren gehören, sind hormonell und daher auch von unseren Grundbedürfnissen her mit den Katzen vergleichbar.

Nach der Katzenfabel von Magdalene Weiß,
Präsidentin des Deutschen Hebammenverbandes[7],
erzählt von Beate Switala[8]

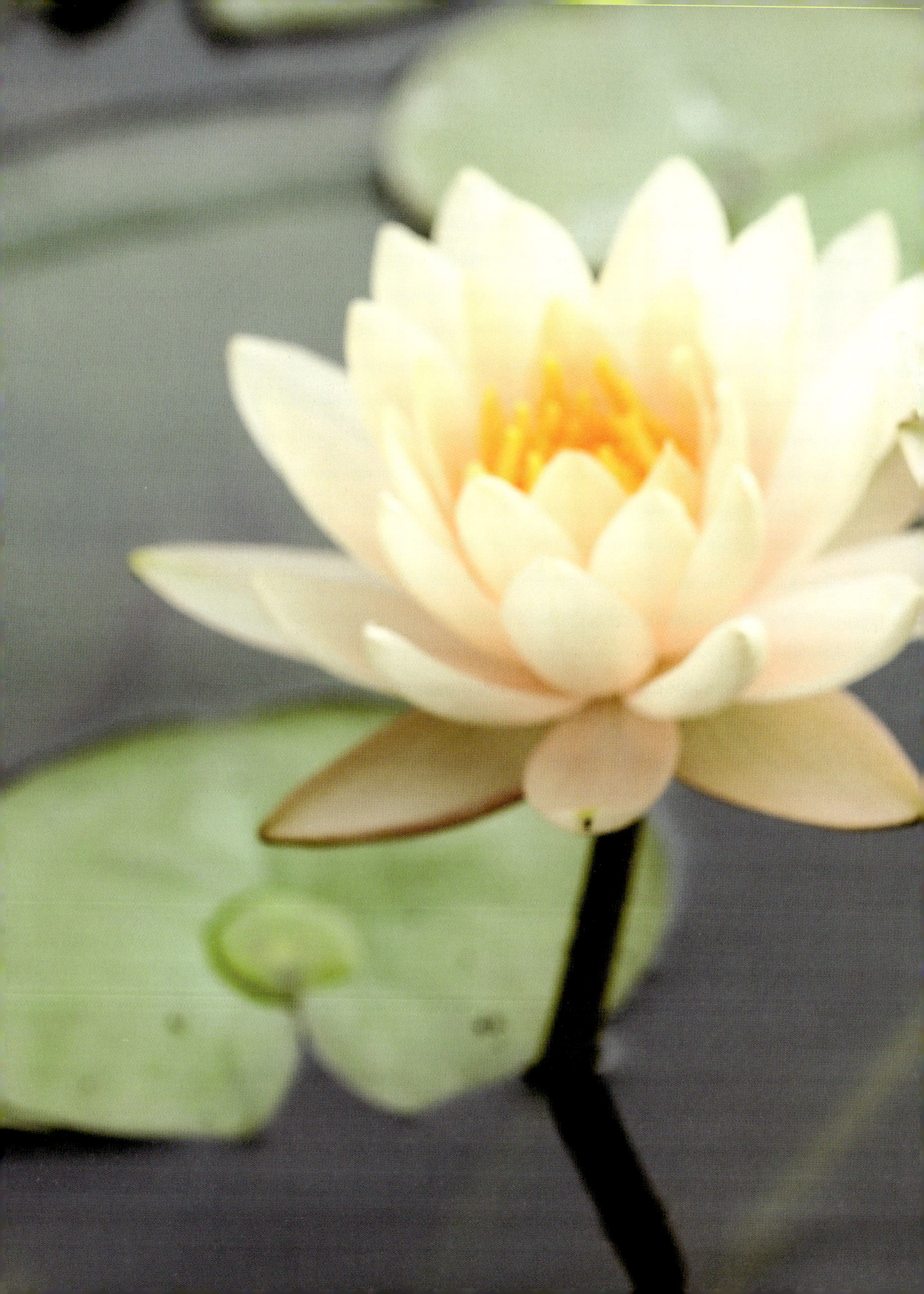

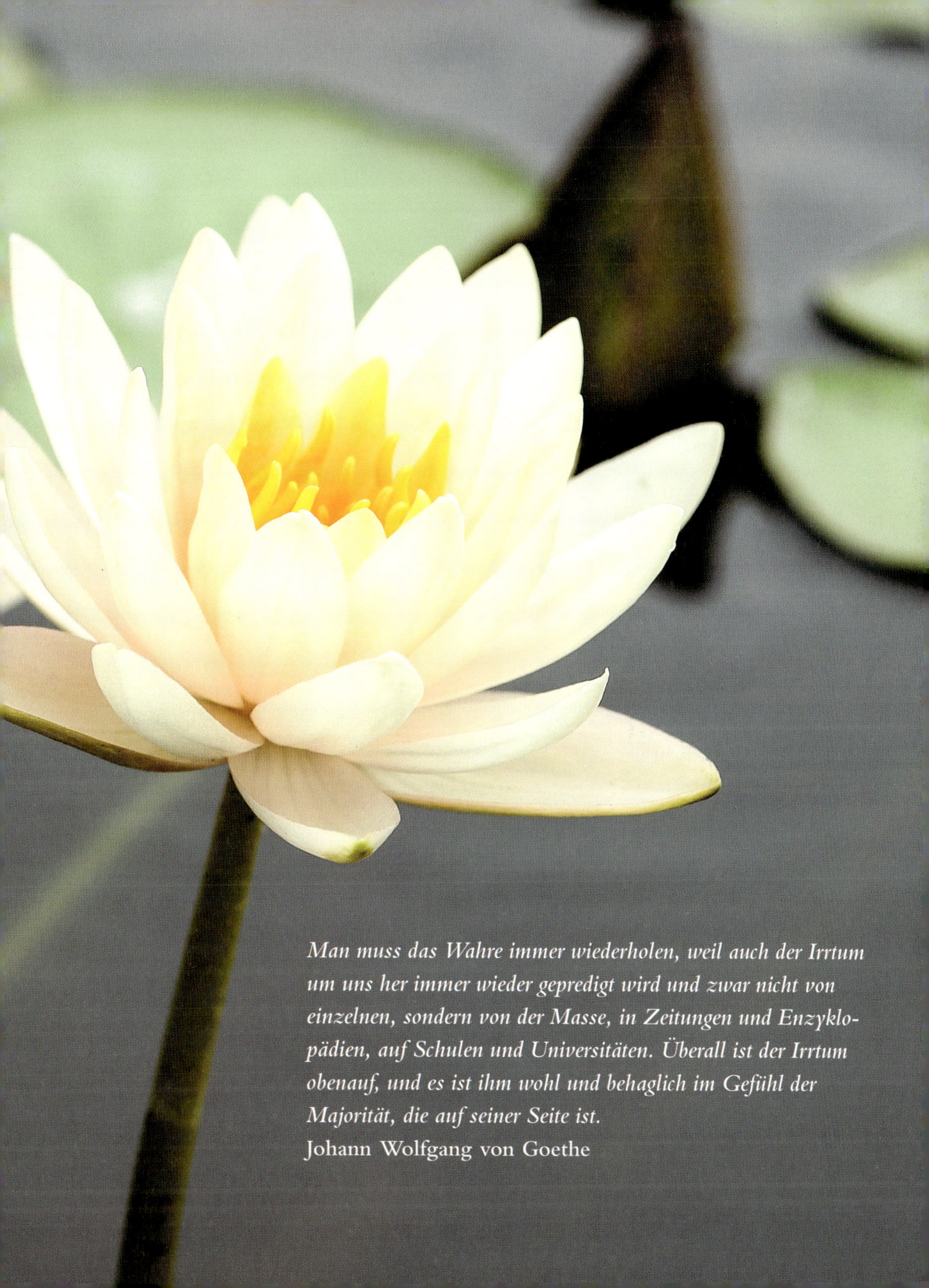

Man muss das Wahre immer wiederholen, weil auch der Irrtum um uns her immer wieder gepredigt wird und zwar nicht von einzelnen, sondern von der Masse, in Zeitungen und Enzyklopädien, auf Schulen und Universitäten. Überall ist der Irrtum obenauf, und es ist ihm wohl und behaglich im Gefühl der Majorität, die auf seiner Seite ist.

Johann Wolfgang von Goethe

Was ist HypnoBirthing?

HypnoBirthing ist ein Kurskonzept zur Geburtsvorbereitung, optimalerweise unter Einbeziehung deines Partners, denn in den meisten Fällen gehen die werdenden Väter heute mit in den Kreißsaal. Ein angespannter, nervöser, hilfloser Mann ist bei der Geburt jedoch wenig hilfreich, auch wenn die Liebe noch so groß ist. Die gemeinsame Vorbereitung lässt euch erfahren, dass ihr auf einer neuen Ebene miteinander kommunizieren könnt; ihr kommt euch noch näher, Vertrauen zueinander und Sicherheit wachsen. Damit werdet ihr zu einem kompetenten Geburtsteam.

HypnoBirthing arbeitet mit Elementen, die jeder von uns unbewusst bereits im Alltag nutzt – Achtsamkeit, Atmung, Entspannung, Visualisierung, Selbsthypnose. Diese werden in einen konstruktiven Zusammenhang für eine bewusste, gute Geburtserfahrung gebracht. Gerade weil sie so alltäglich sind, sind sie über die Schwangerschaft und Geburt hinaus von Nutzen und einsetzbar.

HypnoBirthing ist auch ein Commitment – eine Verpflichtung dir und nur dir selbst gegenüber. Denn es genügt nicht, dieses oder ein anderes Buch zu lesen und wie bei einem Sportprogramm einige Übungen durchzuführen. Um das Denken zu verändern, neue stabile Prägungen zu schaffen, bedarf es häufiger Wiederholungen. Diese erfordern Zeit, Engagement und Regelmäßigkeit. Dafür bedarf es einer klaren Entscheidung, und um diese fällen zu können, ist es sehr hilfreich, wenn du dir vor Augen führst, wofür du deine Zeit und Energie aufwendest.

Zu guter Letzt ist HypnoBirthing sowohl in Sprache als auch Haltung darauf ausgerichtet, dich in deinem Kompetenzerleben zu stärken. Dich also nicht auf Pathologie, Schmerz, Risiken und ungünstige Verläufe auszurichten. Das hat nichts mit positivem Denken im Sinne von »Ich rede es mir schön« zu tun oder mit Glauben im Sinne von »Ich glaube daran«, sondern mit Achtsamkeit und Fokussierung der Aufmerksamkeit auf das von dir/euch gewünschte Ziel hin. Dazu im Einzelnen später mehr.

Die angebotenen Konzepte sind allesamt wissenschaftlich erforscht, ihre Wirksamkeit ist mehrfach belegt. So ist spätestens, seitdem das MBSR-Achtsamkeitstraining von Dr. Jon Kabat Zinn[9] in der Medizin Einzug gehalten hat, die Wichtigkeit des achtsamen Umgangs mit den Anforderungen der modernen Welt im Alltag vieler Menschen angekommen.

Man kann messen, dass bestimmte Atemtechniken den Stresspegel senken und die Hirnwellen entspannen. Seit Jahrzehnten hat der gezielte Einsatz von Visualisierungen zur Vorbereitung auf Wettkämpfe seinen festen Platz im Spitzensport. Ebenso werden in der Medizin Meditationen und Selbsthypnose im Umgang mit Ängsten und Schmerzen eingesetzt.

Ebenfalls ist belegt, dass Sprache, ganz besonders im Arzt-Patienten-Verhältnis[10], einen wichtigen Stellenwert einnimmt und die Wortwahl entscheidende Auswirkungen auf den Genesungsprozess hat – im ungünstigen Fall leider negative.[11]

Darauf legt HypnoBirthing Wert

Vor diesem Hintergrund liegt beim HypnoBirthing die Achtsamkeit auf einer inneren Haltung, die davon ausgeht, dass die Schwangere ein autonomer Mensch ist, dass sie mit allen Fähigkeiten und Kompetenzen ausgestattet ist, die sie braucht, um ihr Kind in die Welt zu entlassen. Das ist nicht möglich, wenn man sich auf die Pathologie, auf das Krankhafte, konzentriert.

Zudem geht es um Bestärkung, Ermutigung und zielgerichtete Informationen, die in der Frau die Überzeugung wecken: Ich (mein Körper) kann das; für die Pathologie, für das notwendige »Was ist, wenn«, ist das medizinische Personal zuständig.

Durch die Verwendung einer positiven, aufbauenden, wertschätzenden Sprache wird der Fokus zudem darauf gehalten, deine Kräfte und Kompetenzen zu stärken oder gegebenenfalls zu wecken. Besonders wichtig ist die Einbindung einer Geburtsbegleitung, die der Gebärenden den Schutzraum schafft, der unabdingbar ist, damit sie ungestört ist und sich sicher und geborgen fühlt, sodass sie sich auf die Geburt einlassen kann.

HB Quick – Was ist HypnoBirthing?

- HypnoBirthing ist eine Methode zur Geburtsvorbereitung.
- HypnoBirthing bezieht den Vater oder eine andere Vertrauensperson, die die Geburt begleitet, mit ein.
- Die zentralen HypnoBirthing-Elemente sind: Achtsamkeit, Entspannung, Visualisierung, Selbsthypnose, Atmung.
- Die HypnoBirthing-Techniken sind alltagstauglich und deshalb auch außerhalb von Schwangerschaft und Geburt einsetzbar und hilfreich.
- HypnoBirthing bietet euch als Paar eine neue Ebene der Begegnung: Durch das gemeinsame Üben werdet ihr ein kompetentes Geburtsteam.
- HypnoBirthing ist eine Verpflichtung dir selbst gegenüber: Es erfordert Zeit, Engagement und Regelmäßigkeit.
- HypnoBirthing stärkt dein/euer Kompetenzerleben.
- HypnoBirthing hilft dir, dich auf dein gewünschtes Erleben hin zu fokussieren.
- HypnoBirthing basiert auf Konzepten, die alle wissenschaftlich erforscht und anerkannt sind.
- HypnoBirthing sieht dich als Expertin für die Geburt deines Kindes.
- HypnoBirthing unterstützt dich darin, Verständnis und Vertrauen aufzubauen.
- HypnoBirthing hilft, deine innewohnende Gebär-Kompetenz freizusetzen.
- HypnoBirthing hat das Wohl von Mutter und Kind im Blick – es ist euer beider Moment, euer Prozess, eure gemeinsame Arbeit und Erfahrung.

Die Ursprünge von HypnoBirthing

Die Kraft der Gedanken ist unsichtbar wie der Same,
aus dem ein riesiger Baum erwächst; sie ist aber der Ursprung
für die sichtbaren Veränderungen im Leben des Menschen.
Leo N. Tolstoi

Die Erkenntnisse, die dem amerikanischen HypnoBirthing-Konzept als Grundlage dienen, sind vor allem in den Arbeiten des englischen Gynäkologen Dr. Grantly Dick-Read[12] zu finden. Die sogenannte Read-Methode hielt schon in den frühen 1950er-Jahren »... als Verfahren zur Erreichung einer möglichst schmerzfreien Entbindung durch entsprechende Belehrung und Aufklärung der Schwangeren vor der Entbindung sowie durch Entspannungsübungen, die vor der Entbindung durchzuführen sind (von der Schwangeren) ...«[13] Einzug in deutsche Kliniken, verlor sich jedoch – leider! – mit der Einführung der sogenannten Programmierten Geburt in den 1970er-Jahren.

In den 1960er-Jahren führten unter anderem Dr. Fernand Lamaze und Dr. Michel Odent die Forschung auf diesem Gebiet fort. Dr. Odent ist noch heute einer der führenden Köpfe auf dem Gebiet der alternativen Geburtspraktiken. Ende der 1980er-Jahre tauchten dann in Amerika etwa zeitgleich zwei sogenannte HypnoBirthing-Konzepte auf. Sie integrierten Elemente der Hypnosetherapie in die Geburtsvorbereitung. Ob nun Michelle Leclaire O'Neill[14] oder Marie F. Mongan[15] dieses Konzept als Erste herausgebracht hat, lässt sich nicht mehr klar nachvollziehen.

Weltweit durchgesetzt hat sich HypnoBirthing nach Marie (Mickey) F. Mongan. Sie hat aus ihrer eigenen Erfahrung heraus ein Konzept entwickelt, das Entspannung und Zuversicht erlernbar und erlebbar macht. Es hat vielen Frauen und Männern die Kraft gegeben, ihren eigenen Weg – manchmal auch gegen die Widerstände im Außen – hinsichtlich der Geburt ihrer Kinder zu gehen, und das zu einer Zeit, in der die Technisierung der Geburt immer mehr auf dem Vormarsch war. Während es bei dem Ansatz der »Sanften Geburt« nach Frédérick

Leboyer, der in den 1970er-/1980er-Jahren viel bewegt hat, vor allem darum geht, dem Kind einen möglichst sanften Übergang ins Leben zu ermöglichen, setzt HypnoBirthing viel früher an – nämlich in der Vorbereitung der werdenden Mutter und ihres Partners.

HB Quick – Die Ursprünge von HypnoBirthing

~ HypnoBirthing beruht auf den Erkenntnissen von: Dr. Grantly Dick-Read (1890–1959), Dr. Fernand Lamaze, Dr. Michel Odent.

~ HypnoBirthing wurde in den 1980er-Jahren von Marie Mongan in den USA entwickelt. Seitdem fand es mit Tausenden von Anwenderinnen weltweite Verbreitung.

Ist HypnoBirthing esoterisch?

Wer einen Fluss überquert, muss die eine Seite verlassen.
Mahatma Gandhi

Wenn wir mit Menschen zusammentreffen und auf unsere Arbeit als HypnoBirthing-Kursleiterinnen zu sprechen kommen, löst der Begriff »HypnoBirthing« zum Teil heftige Reaktionen aus. Viele stolpern über dieses Wort. Auch manche TeilnehmerInnen unserer Kurse, besonders die Männer, verbinden mit dem Wort »Hypno« oft etwas Esoterisches, mit einem Unterton, der besagt: »... das kann ja eigentlich nichts Vernünftiges sein.« Was allerdings genau mit »esoterisch« gemeint ist, konnte uns bisher niemand so richtig erklären. Was könnte esoterisch sein? Einer Frau mithilfe von Tarotkarten ihr Geburtsergebnis vorauszusagen? Mit einer Schamanentrommel in die Anderswelt zu reisen und die Familienahnen zu bitten, dass sich das Kind in die richtige Geburtsposition dreht? Ein Pendel zum Schwingen zu bringen, um zu erfahren, ob es dem Kleinen oder der Kleinen gut geht? Mit Kräutern zu räuchern, um das Energiefeld der Beteiligten zu reinigen? Handauflegen im Räucherstäbchen-

Geburtsbericht

»Zuerst wollte ich einen so speziellen Kurs nicht besuchen, da er mir unter dem Titel »HypnoBirthing« zu esoterisch vorkam. Jedoch war ich bereits im Kurs von den Inhalten und der Vermittlung begeistert und bei der Geburt sehr dankbar, dass mich meine Frau dazu überredet hatte!« (J. S.)

duft, um Schmerzen zu lindern? Das hat mit HypnoBirthing nichts zu tun! Obgleich nichts gegen das alles einzuwenden ist – im Gegenteil. Je nach Bedürfnis und persönlicher Ausrichtung können diese Hilfsmittel im Hinblick auf das Gewünschte für eine Frau eine wichtige Unterstützung sein; sie haben ihren Platz und gehören wertgeschätzt. Selbst Methoden, die noch vor einigen Jahren als ausgesprochen esoterisch galten, wie etwa Reiki, werden mittlerweile in einigen deutschen Kliniken offiziell angeboten. Doch mit dem HypnoBirthing, wie wir es verstehen und weitergeben, hat das rein gar nichts zu tun. Selbst bis in das englische Königshaus hat es HypnoBirthing geschafft, zur Herzogin von Cambridge, Kate Middleton. Und viele andere in der Öffentlichkeit stehende Frauen sollen sich ebenso für HypnoBirthing entschieden haben, darunter Gisèle Bündchen, Jessica Alba, Alanis Morissette, Cindy Crawford, und Emily Deschanel.

Zum Begriff »HypnoBirthing«

> *Haben wir erst einmal zurück zu unserer wahren Natur gefunden, dann kann uns niemand mehr etwas vormachen – einschließlich wir uns selbst.*
> Claudia Scheiderer[16]

Vielleicht fragen sich einige von euch, ob es für HypnoBirthing kein deutsches Wort gibt. Wir haben keines gefunden. Hypnosegeburt? Entspannte Geburt? … Abgesehen davon, dass das Konzept unter eben diesem Begriff weltweit bekannt geworden ist und Frauen deshalb danach suchen, wenn sie sich Alternativen zur herkömmlichen Geburtsvorbereitung wünschen, steckt in der Wortkombination genau das, worum es geht.

Der Begriff »Hypno« steht hier nicht für Hypnose als einer von außen – also fremdgeleiteten – Maßnahme. Er steht für den autonomen, selbstbestimmten Einsatz des eigenen Geistes auf ein gewünschtes Erleben, auf ein gewähltes Ziel hin, in unserem Falle die Geburt. Dabei bedienen wir uns bestimmter Visualisierungen. Das ist eigentlich nichts Neues, sondern etwas, das du den ganzen Tag machst – beim Lesen dieses Textes, bei der Überlegung, was du anziehen willst, beim Fernsehen, bei der Planung einer Urlaubsreise und dergleichen mehr. »Birthing« bezieht sich auf das Gebären, den körperlichen Aspekt und alles, was dazugehört.

HypnoBirthing 2.0 – hier und heute

> *Man muß in sich selber leben und an das ganze Leben denken, an alle seine Millionen Möglichkeiten, Weiten und Zukünften, denen gegenüber es nichts Vergangenes und Verlorenes gibt.*
> Rainer Maria Rilke[17]

HypnoBirthing 2.0 ist entstanden aus dem intensiven Austausch mit Eltern, Hebammen und GeburtshelferInnen sowie der kontinuierlichen Beobachtung und Hinterfragung unseres Denkens, Tuns und Wirkens. Die Auseinandersetzung mit der Kritik an HypnoBirthing führte zur Entwicklung des hier vorliegenden Konzeptes mit der Integration folgender Aspekte: Der Einführung des Achtsamkeitskonzeptes, eines bewussten, ressourcenorientierten Umgangs mit Angst und Schmerz, einer kooperativen Haltung zum geburtsmedizinischen Personal und einer stärkeren Betonung der Körperwahrnehmung durch praktische Übungen. Unser Anliegen ist es, ein aktuelles, unserem Kulturkreis angepasstes Konzept der Geburtsvorbereitung anzubieten.

Gebären – eine naturgegebene Fähigkeit

HypnoBirthing hier und heute richtet das Augenmerk auf die natürliche Fähigkeit der Frau zu gebären. Auch wenn der Kontext, in dem wir leben, nicht mehr der ist, in dem wir biologisch geformt wurden, so wohnt diese grundlegende Kompetenz doch allen Frauen inne.

HypnoBirthing 2.0 integriert lösungs- und kompetenzorientierte Denkmodelle, wie sie zunächst von Milton H. Erickson entwickelt und von Dr. Gunther Schmidt (Milton-Erickson-Institut Heidelberg) als hypnosystemisches Konzept erweitert wurden.

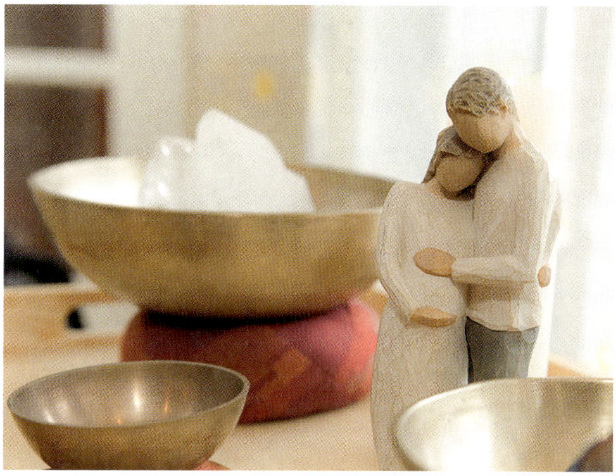

Der Ansatz der Fokussierung auf die in jedem Menschen vorhandenen Fähigkeiten beziehungsweise Kompetenzen ist gerade für die Geburtsvorbereitung von unschätzbarem Nutzen, ganz besonders für den Umgang mit Ängsten. Die Grundannahme in diesem Denken ist diese: Jeder Mensch hat in seinem unbewussten Erlebnisrepertoire viel mehr Kompetenzen als ihm bewusst ist. Doch wenn Problemerleben vorherrscht, scheint der Zugang dazu erschwert oder behindert, und man sieht vor lauter Problemen seine Handlungsmöglichkeiten nicht. Dann hilft es meist, einen anderen Standpunkt einzunehmen und den Fokus zu verändern, um wieder in einen kraftvollen Zustand zu kommen. All dies gilt auch für die Geburt.

Unser Ziel ist es, dich darin zu unterstützen, den Weg zu diesen in jeder Frau schlummernden Geburtskompetenzen, deinem GebärCode, frei zu machen, unter anderem durch die Entwicklung positiver innerer Bilder (Visualisierungen), durch Selbsthypnose und Partnerübungen sowie mit speziellen Atemtechniken, sei es zur Entspannung im Alltag oder für die Geburt und die Zeit danach.

Wir sehen dich als die Expertin, die das intuitive Wissen hat – ob es um die Wahl des Geburtsorts, die Menschen, die dich begleiten sollen oder die richtige Geburtsposition für dich und dein Kind geht. Das bedeutet, nicht wir, die KursleiterInnen, haben das Wissen um eine »richtige« Geburt. Dieses Wissen liegt in jeder einzelnen Frau, liegt in dir. HypnoBirthing will dich darin unterstützen, Vertrauen aufzubauen und zu verstehen, dass du sowohl auf einer instinktiven als auch auf einer bewussten und unbewussten Ebene in der Lage bist, dein Baby zu gebären und dabei eine gute Erfahrung zu machen. Das wird möglich, wenn du aus einer von Vertrauen und Zuversicht genährten Ruhe heraus, liebevoll begleitet von deinem Partner in die Geburt gehen kannst und weißt, wie du deinen Körper instinktiv entspannst und dich ihm hingeben kannst.

Hierfür bietet HypnoBirthing dir unterschiedliche Elemente an, mit deren Hilfe du dich in eine tiefe Entspannung führen und zielgerichtet auf das Geburtserlebnis deiner Wahl, in Körpererleben und Geist einstimmen kannst.

HB Quick – HypnoBirthing 2.0 – hier und heute

- »Mama werden mit HypnoBirthing« bietet dir eine aktuelle, unserem Kulturkreis angepasste Version dieser Geburtsvorbereitung.
- HypnoBirthing 2.0 hat die Fähigkeiten und Kompetenzen des Paares im Fokus.
- HypnoBirthing 2.0 respektiert deine innere Autonomie und Kompetenz.
- HypnoBirthing 2.0 bezieht sich auf die aktuellen Erkenntnisse aus Neurobiologie, Hypnoseforschung und Achtsamkeitskonzepten.
- HypnoBirthing 2.0 integriert lösungs-und kompetenzorientierte Denkmodelle.

Was HypnoBirthing nicht ist

Der größte Feind des Wissens
ist nicht Unwissenheit,
es ist die Illusion, wissend zu sein.
Stephen Hawking

HypnoBirthing ist *kein* Garant für ein vorher bestimmbares Geburtsergebnis. Es ist kein Programm, mit dem du dich wie beispielsweise auf eine Fahrprüfung vorbereitest und dann sagen kannst: »Ich habe das Buch durchgearbeitet, alle Übungen und die Selbsthypnosen so-und-so-oft gemacht, das richtige Atmen trainiert und meinen Partner auf seine Aufgaben eingestellt. Daher werde ich eine HypnoBirthing-Geburt wie in den gezeigten Filmen haben, schmerzfrei, sanft, kurz und einfach!« Oder wie ich, Bianca, zu Beginn meiner Kurse sage: »HypnoBirthing macht nicht, dass du glückselig durch den Kreißsaal schwebst, während sich dein Kind auf weichen Wolken wie von Engelsflügeln getragen, von Rosenduft und Schalmeienklang begleitet aus deinem Körper herausschwingt!«

Das mag dir vielleicht lächerlich erscheinen, aber es gibt leider viele Frauen, deren Haltung und Vorstellungen in diese Richtung gehen. Dann sind die Enttäuschung und vor allem der Zweifel an der eigenen Gebärfähigkeit oftmals sehr groß, wenn es ganz anders kommt.

Geburt ist und bleibt ein intensives Körpergeschehen, das dich als Frau ganz in Anspruch nimmt und Kräfte in dir weckt, von denen du nicht wusstest, dass sie in dir stecken. Doch: Du kannst lernen, mit dieser Ur-Kraft umzugehen. Und du kannst selbstverantwortlich die Umstände für die Geburt deines Kindes mitgestalten. Darauf ist HypnoBirthing ausgerichtet. Es sei an dieser Stelle nochmals ganz klar gesagt: Es gibt niemanden im Außen, keinen Arzt, keine Hebamme, keine Freundin, keinen Partner, keine Apparate, kein Programm – auch nicht HypnoBirthing – und keine App, die dir diese Arbeit abnehmen, die die Geburt für dich übernehmen kann. Auch wenn die zunehmende Abhängig-

Geburtsbericht

Eine Kursteilnehmerin rief mich nach der Geburt an und erzählte mir von ihrer Erfahrung. Sie war mit ihrem vierten Kind schwanger gewesen. Die drei vorherigen Geburten waren recht schwierig, zum Teil traumatisch gewesen. Insgesamt hatte sie sich hinsichtlich ihrer Fähigkeit zu gebären fremdbestimmt, ausgeliefert und mutlos gefühlt. Ihr Geburtshelfer stand aufgrund des vorherigen Kaiserschnitts einer natürlichen Geburt eher ablehnend gegenüber. Auch mit dem Krankenhaus, das zwar in Wohnortnähe und daher praktisch zu erreichen war, verband sie eher ungute Erinnerungen. Ihre Ausgangssituation war demnach von Sorgen, Unzulänglichkeitsgefühlen und mangelnder Unterstützung im Außen geprägt. Allerdings stand ihr Mann voll und ganz hinter ihr. Ihr Anliegen, mit dem sie unter anderem in den Kurs gekommen war, bestand darin, sich selbstbestimmter zu fühlen und sich aller Widerstände zum Trotz auf eine natürliche Geburt vorbereiten zu wollen; gleichzeitig zweifelte sie daran, ob das überhaupt möglich sein würde, nach all dem, was sie erfahren hatte.

Es war für mich eine der beeindruckendsten Erfahrungen als Kursleiterin, dieser Frau im Laufe des Kurses zuschauen zu dürfen, wie sie tatsächlich den Zugang zu dieser – wie sie sie nannte – Ur-Frau in sich fand. Sie hatte unter meinen Artefakten verschiedener Fruchtbarkeitsfigurinen eine Venus von Willendorf im Miniaturformat gesehen und sich daraufhin eine ähnliche anfertigen lassen, die sie – wie sie mir später erzählte – bis zur Geburt immer bei sich trug und bei der Geburt in der Handtasche hatte.

Am Telefon erzählte sie mir, dass sie sich ganz auf sich vertrauend, also selbstbestimmt, bei den einsetzenden Wehen spontan für eine andere Klinik als Geburtsort entschieden hatte: ›*Da hatte ich ein besseres Gefühl … fühlte mich besser aufgehoben … Während der Geburt war ich ganz bei mir und ganz ruhig … hatte mit ihm, meinem Ehemann, immer wieder Augenkontakt und war doch ganz bei mir … und es war ganz schön … habe wirklich die Ur-Frau in mir gesehen … und ich hab wie sie getönt, kraftvolle, laute Töne … ich wusste gar nicht, dass ich solche tiefen Töne in mir habe … und dann war er da … da war eigentlich kein Schmerz … es war so schön … schöner kann man sich das nicht vorstellen … obwohl er 58 Zentimeter groß und 4,8 Kilo schwer war … Und ich fühle mich auch heute, rund sechs Wochen später, immer noch ganz anders, viel kraftvoller als je vorher. Ich hab mich noch nie so stark gefühlt.*‹ Ehrlich gesagt: Ich hatte eine Gänsehaut.

keit von den technischen Geräten, die in der Geburtsmedizin eingesetzt werden, diese Illusion vermittelt.

All diese Dinge und Menschen – außer der App natürlich – sollten dir Unterstützung und Hilfe sein, wenn es not-wendig sein sollte. Dafür haben wir ein kompetentes, gut ausgerüstetes medizinisches Feld. Dennoch bleibt es deine und deines Kindes Aufgabe, durch den Geburtsprozess zu gehen. Besser noch, dich von den Geburtswellen – hierzu später mehr – durch ihn hindurch tragen zu lassen, denn ihr habt von der Natur alles dafür mitbekommen. Allerdings kannst du, beispielsweise mit HypnoBirthing, einiges dazu tun, um in Kontakt mit diesen in dir liegenden Kräften zu kommen, ganz gleich, welcher dein Ausgangspunkt ist.

HB Quick – Was HypnoBirthing nicht ist

~ HypnoBirthing ist kein Garant für ein vorherbestimmbares Geburtserlebnis.

~ HypnoBirthing ist kein Hokuspokus, kein New-Age-Trend und keine Behandlung.

~ HypnoBirthing ist keine Therapie und kein Ersatz dafür.

~ HypnoBirthing ersetzt keine Hebamme und keine GeburtshelferIn.

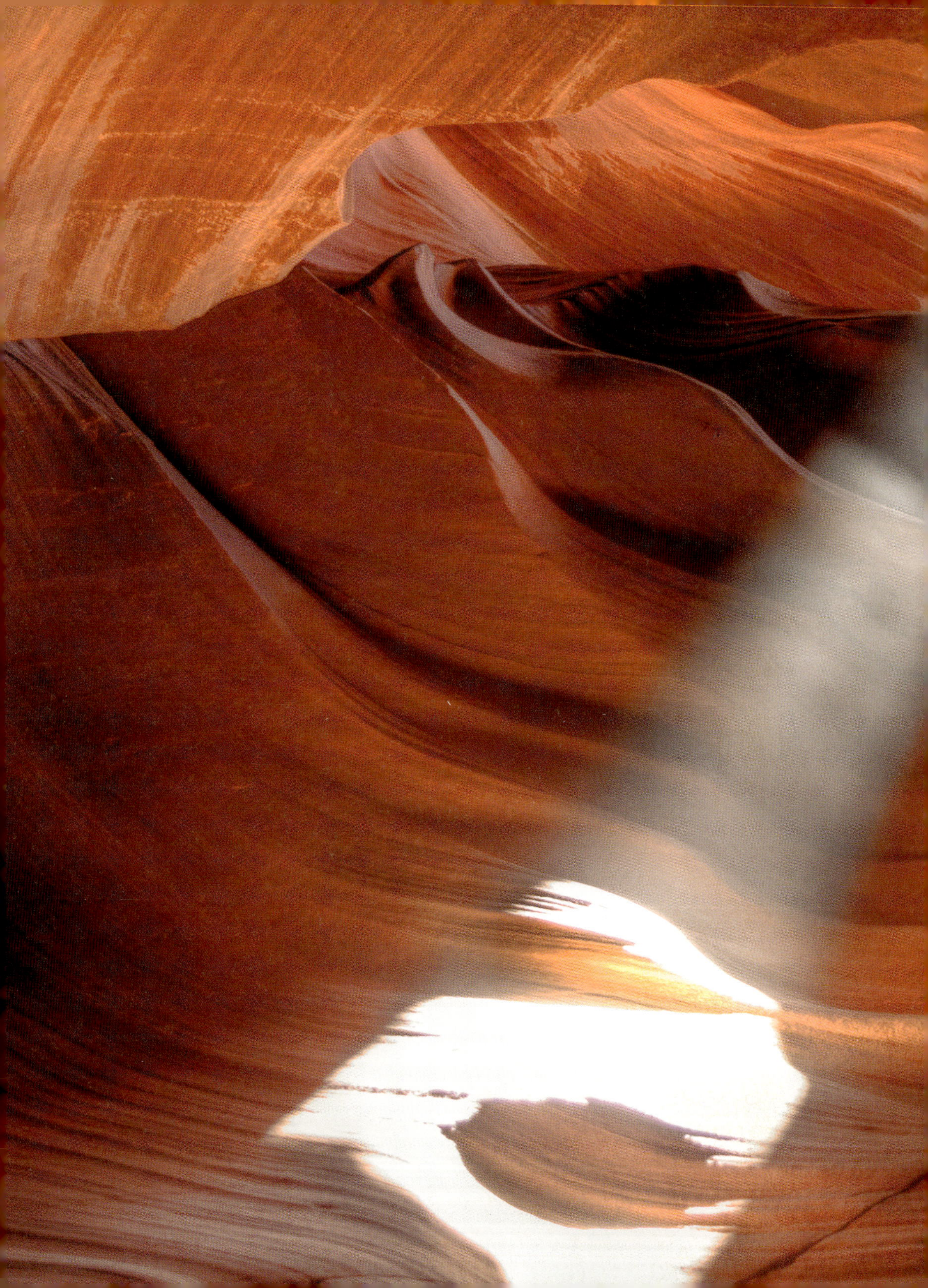

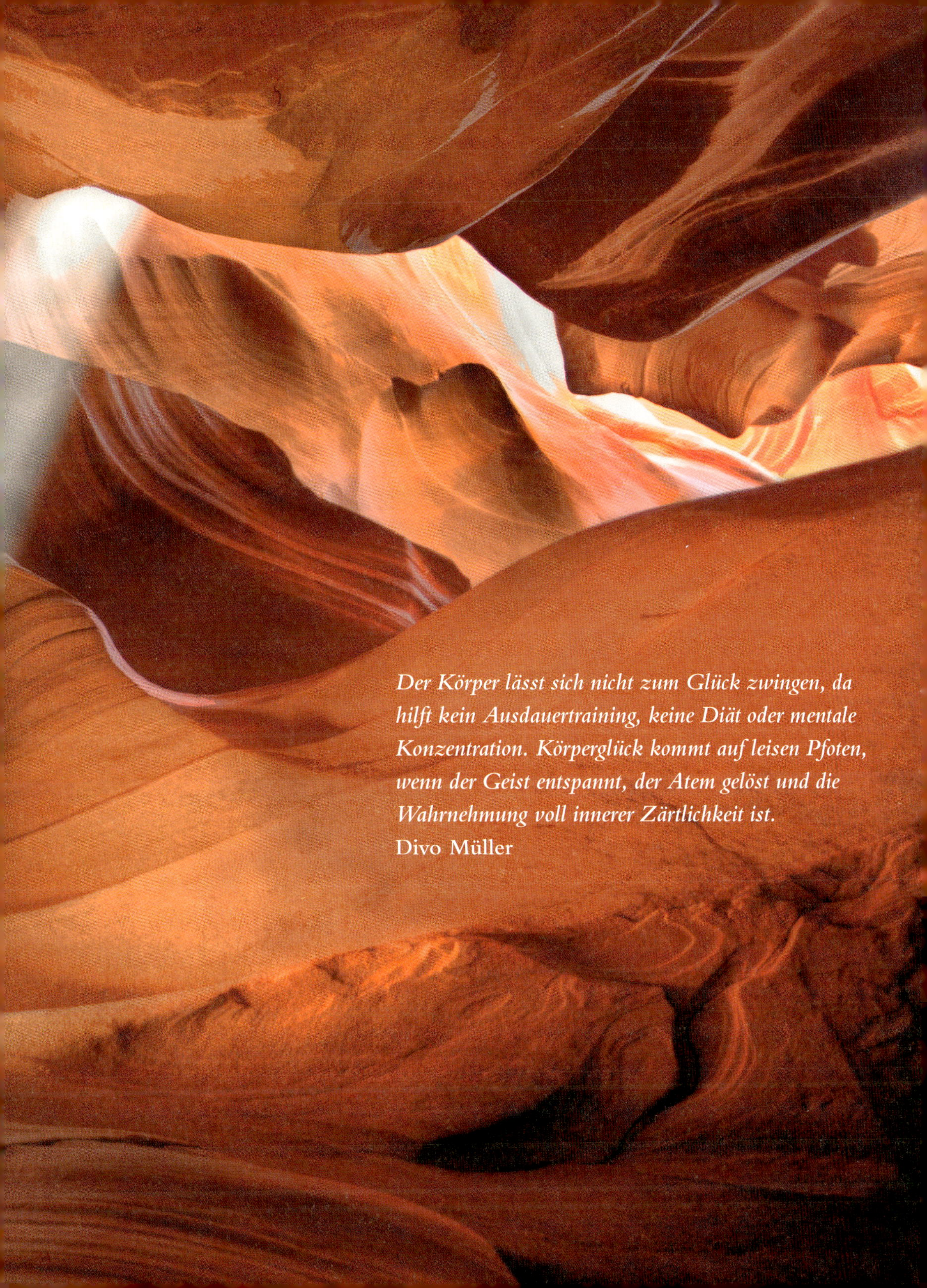

Der Körper lässt sich nicht zum Glück zwingen, da hilft kein Ausdauertraining, keine Diät oder mentale Konzentration. Körperglück kommt auf leisen Pfoten, wenn der Geist entspannt, der Atem gelöst und die Wahrnehmung voll innerer Zärtlichkeit ist.
Divo Müller

Mit der Kraft des Geistes

Wenn das Gebären so ein archaischer, biologischer, körperlicher Prozess ist – wozu brauchen wir dann die Kraft des Geistes? Eigentlich bräuchten wir sie gar nicht, wenn der Körper seine Arbeit ungestört machen dürfte. Da uns jedoch, wie wir im Folgenden zeigen werden, unser Geist mit seinen Vorstellungen und Reaktionsmustern in gewissem Sinne im Weg steht, hilft es, sich seiner zu bedienen, um diese Hindernisse aus dem Weg zu räumen. So können wir das offensichtliche Zusammenwirken von Körper und Geist bewusst und aktiv für die Geburt nutzen. Hierfür dienen die folgenden Übungen und Techniken, die in der Praxis erprobt und in ihrer Wirksamkeit belegt sind.

Dein Kopfkino

> *Imagination ist wichtiger als Wissen. Wissen ist begrenzt.*
> *Imagination umfasst die ganze Welt.*
> Albert Einstein[18]

Hast du schon einmal einen dieser bunten, emotionsgeladenen Filme aus Bollywood gesehen, in denen so ziemlich alles vorkommt, was das Leben zu bieten hat? Wir alle haben so ein Bollywood, so eine Filmfabrik mit einem immensen Archiv im Kopf. Über einen unaufhörlichen Strom von Gedanken, ausgelöst durch unterschiedliche Impulse, werden diese Filmchen produziert, und sie alle haben ihre jeweilige Wirkung auf Geist und Körper. Ob sie romantischer, nüchterner oder dramatischer Art sind, hängt unter anderem davon ab, was wir in unserem Archiv an Lebenserfahrungen gespeichert haben und mit welchen Bewertungen wir durchs Leben gehen. Wenn wir dies erst einmal verstanden haben, haben wir die Wahl, bewusst Einfluss darauf zu nehmen, was sich in uns abspielt, und es positiv zu verändern. Wir können die Regie übernehmen, ganz neue Drehbücher schreiben oder einfach auf andere Settings umschalten.

Vorstellungen, innere Dialoge, Gedanken geschehen ununterbrochen und lassen sich nicht vermeiden, denn dafür ist unser Gehirn eben gemacht. Wenn unser Filmarchiv traurige oder beängstigende Szenarien abspielt, haben wir entsprechende Gefühle von Ausweglosigkeit und Schwere oder verschiedene Ängste. Wenn wir positive, nährende, freudvolle Filme laufen lassen, erfahren wir uns handlungsfähiger, stärker, fitter und gesünder. Und es können sogar Heilungsprozesse in Gang kommen.

Diese Filme können auf vielerlei Weise ausgelöst werden: Durch Worte oder Sätze, die wir hören, durch Bilder oder Gerüche. Ist es dir schon einmal passiert, irgendwohin zu kommen, und der Geruch dort hat dich an einen Menschen oder Ort erinnert, mit all den dazu gehörenden Gefühlen? Diese lösen dann auch immer biochemische Vorgänge aus. Das Phänomen wird unter anderem aktiv in der Vorbereitung auf Sportwettkämpfe genutzt. So reagiert der Körper beispielsweise auf das geistige Durchspielen eines Marathonlaufs fast genauso, als würde der Sportler auf der Bahn trainieren – mit Schwitzen, Muskelaufbau, erhöhtem Blutdruck und dergleichen mehr bis hin zu Überreaktionen bei Überforderung.[19] Je achtsamer du mit dir bist, desto schneller merkst du, welche Art von Film läuft, wie es dir damit geht und welche Wirkung er auf dich hat. Es geht also darum, ein Bewusstsein dafür zu entwickeln und auf innere Bilder, Filme oder Tätigkeiten umschalten zu können, die dir guttun und Freude bereiten. Es geht nicht darum, dass keine unguten Filmchen mehr ablaufen dürfen. Auch kannst du immer wieder neue Drehbücher entwerfen, sie durch entsprechende Handlungen festigen und deinem Archiv hinzufügen.

Sorgen und ungute Zeiten gehören zum Leben, das lässt sich nicht vermeiden, auch nicht in der Schwangerschaft. Sobald du aber feststellst, dass du Einfluss darauf nehmen kannst, wie es dir geht, kannst du Vertrauen entwickeln in das, was vor dir liegt und dich stark und handlungsfähig fühlen. Und wenn du deine Gedanken entsprechend ausgerichtet hältst, kannst du deinem Baby Sicherheit, Geborgenheit und Vertrauen ins Leben vermitteln, weil es alle deine Gefühle über die Hormone mitbekommt.[20] Daher ist es für die Geburt hilfreich, deine Vorstellungen mit den dazugehörigen Gefühlen bewusst immer wieder auf eine bestmögliche Erfahrung hin auszurichten, indem du etwa einen achtsamen, inneren Dialog pflegst, schöne, aufbauende Geschichten um Schwangerschaft und Geburt liest oder ganz bewusst ein Drehbuch für die Geburt deines Babys schreibst. Mithilfe der Selbsthypnose kannst du diese Bilder und die dazugehörigen Gefühle einüben, verstärken, verankern und so verinnerlichen, bis es deine Überzeugung ist, dass du alles hast, was du brauchst, um dein Baby natürlich und selbstbestimmt auf die Welt zu bringen.

HB Quick – Mit der Kraft der inneren Bilder

~ Imagination ist die älteste Heilmethode der Welt.

~ Dein Kopfkino hat die Kraft, den Körper zu stärken oder zu schwächen.

~ Du kannst lernen, bewusst stärkende, heilende Filme auszuwählen.

~ Du kannst dein eigenes Drehbuch zur Geburt schreiben.

~ Mit Selbsthypnose nutzt du diese Kraft für eine bestmögliche Geburtserfahrung.

Die Wirkung der Sprache

Achte auf Deine Gedanken, denn sie werden Worte.
Achte auf Deine Worte, denn sie werden Handlungen.
Achte auf Deine Handlungen, denn sie werden Gewohnheiten.
Achte auf Deine Gewohnheiten, denn sie werden Dein Charakter.
Achte auf Deinen Charakter, denn er wird Dein Schicksal.
Talmud

Sprache ist zwischen uns Menschen das wichtigste Kommunikationsmittel. Wann immer wir Worte sprechen, hören oder lesen, werden in unserem Gehirn automatisch, ohne dass wir es wollen, sogenannte Assoziationen beziehungsweise Assoziationsketten hervorgerufen. Assoziationen sind bestimmte Vorstellungen, die wir mit diesem Wort verknüpfen und die mit entsprechenden Bildern, Gefühlen und Körperreaktionen einhergehen. Neurowissenschaftler können mittlerweile sogar mithilfe von Kernspintomografen beobachten, wie das Gehirn Sprache und Gefühle verknüpft.[21]

Das bedeutet, mit dem, was wir sagen, lenken wir die Aufmerksamkeit – sowohl unsere als auch die des Gegenübers – in eine bestimmte Richtung. Nehmen wir beispielsweise das Wort »Sonne«. Es setzt andere Assoziationsketten in Gang als das Wort »Regen«. Das kannst du an dir selbst ausprobieren: Denke einfach einige Atemzüge lang in Ruhe an das Wort »Sonne« und spüre, ob Bilder oder Gefühle auftauchen und wie es deinem Körper geht, wenn du nur an dieses Wort denkst. Und danach machst du das Gleiche mit dem Wort »Regen«. Gibt es einen Unterschied?[22]

Wie ist das mit dem Wort »Wehe«? Mach einige Atemzüge und denke nur an »Wehe«. Wie wirkt es auf dich? Kannst du dich dabei entspannen? Was geschieht in deinem Körper?

Laut Duden gilt »wehe« als Ausruf der Klage, Bestürzung oder Ähnliches. Als Ausruf, mit dem man etwas Schlimmes, Unheilvolles oder Ähnliches ankündigt oder androht (!). So lernen wir dieses Wort schon als Kinder kennen. Wir haben es mit der Erwartung verknüpft, dass uns etwas Schlimmes bevorsteht. Das war die erste Verankerung!

Darüber hinaus steht das Wort für das Zusammenziehen der Muskulatur der Gebärmutter bei der Geburt und stammt aus dem mittelhochdeutschen Wort für Schmerz, Leid. Durch die erste Verankerung in der Kindheit kann es, wenn du dann als Erwachsene diesem Wort begegnest, in deinem Unterbewusstsein keine andere Assoziationskette geben als: Es wird schmerz- beziehungsweise leidvoll und schlimm werden.

Wir könnten das mit jedem beliebigen Begriff aus dem Geburtsfeld fortführen: Fruchtblase sprengen, Austreibungsphase, Geburtskanal, Drücken, Stoßen, Pressen, Entbinden, Risikoschwangere, Patientin.

Dies sind erst einmal nur einzelne Wörter, noch keine vollständigen Botschaften oder Sätze. Und doch hat bereits das einzelne Wort eine Wirkung. Kennst du das? Jemand sagt etwas zu dir und plötzlich verändert sich deine Stimmung.

In Sätzen vervielfachen sich derartige Assoziationsketten, und je nachdem, ob wir uns zum Zeitpunkt des Hörens stark oder schwach fühlen, tragen sie dazu bei, gefühltes Erleben in die eine oder andere Richtung zu lenken.

Das ist besonders wichtig während der Geburt, denn hier sind wir äußerst sensibel und beeinflussbar. Sätze wie: »Haben Sie Schmerzen?« oder »Der Muttermund ist erst … Zentimeter geöffnet« oder »Das sieht gar nicht gut aus«, »Die Herztöne des Kindes machen mir Sorgen«, »Wenn Sie jetzt nicht mitarbeiten, müssen wir das Kind holen!« und dergleichen mehr, vor der Gebärenden ausgesprochen, können Ängste auslösen, die sich störend auf den Geburtsverlauf auswirken und ihn sogar zum Stillstand bringen können.

HB Quick – Die Macht der Worte

- Mit Worten tauschen wir Informationen aus.
- Worte rufen immer Assoziationen hervor.
- Assoziationen sind Vorstellungen, Bilder, Gefühle und Körperreaktionen.
- Mit unserer Sprache lenken wir die Aufmerksamkeit.
- Worte wirken im Körper – Sonne, Regen, Wehe, Welle.
- Assoziationen sind oft tief in uns verankert.
- Frauen sind bei der Geburt sehr sensibel und beeinflussbar.
- Unbedachte Wörter können den Geburtsverlauf negativ beeinflussen.

Geburtsbericht

»… Als die Hebamme mich dann untersuchte und sagte: ›Immer noch vier Zentimeter‹ sackte bei mir die Energie weg, und ich bekam Angst. Eigentlich wollte ich das gar nicht hören. Dabei war ich bis dahin so entspannt und zuversichtlich gewesen. Erst der Zuspruch und die Anleitung meines Mannes, mich auf meinen Körper und die Atmung zu konzentrieren, halfen mir wieder zu meinen Rhythmus zurück. Ich war so froh, dass er da war …« A. B.

Stille Post

All das gilt auch für die inneren Dialoge. Unser Gehirn kann nicht zwischen Fantasie und erlebter Realität unterscheiden; es hält alles, was es wahrnimmt, für wirklich und produziert die zum Gedankenstrom (Film) passenden Hormone – Glückshormone, wenn wir uns mit freudvollen Gedanken beschäftigen, oder Stresshormone, wenn wir uns Sorgen machen oder in Angstfantasien festhängen.

Nun ist Denken auch noch selbstverstärkend – in jede Richtung; das bedeutet, je mehr wir in eine bestimmte Richtung denken, desto mehr negative oder eben positive Gedanken und Gefühle erzeugt unser Gehirn. Wenn wir uns bewusst einer aufbauenden, wertschätzenden Sprache bedienen, uns positiven Gedanken und Bildern zuwenden und eine optimistische Grundhaltung aufbauen, stärken wir die Bereiche im Gehirn, die die Tendenz unterdrücken, auf eingebildete, unechte, nur in unserer Vorstellung existierende Gefahren – sprich Ängste – zu reagieren.

Das mag am Anfang etwas Disziplin und Aufmerksamkeit erfordern, aber wäre eine gute Geburtserfahrung das nicht wert?

Liebst du das Drama?

Bist du jemand, dem eher auffällt, was gerade schiefgelaufen ist, was nicht geklappt hat, und der lange und oft darüber erzählen kann? Klar, es ist ärgerlich, wenn etwas nicht so läuft wie geplant, und die Umwelt ist auch nicht immer so, wie du dir das wünschst. Wenn du davon erzählst, hast du zwar die Aufmerksamkeit deiner Zuhörer, aber es wirkt sich unterschwellig zuallererst auf dein eigenes Befinden aus!

Wie viel Platz nehmen solche Katastrophenmeldungen in deinen Gesprächen ein? Fällt es dir schwer, Positives aus deinem Alltag zu berichten? Probiere einmal aus, was geschieht, wenn du nicht mehr über Missgeschicke, dumme Zufälle oder nervige Zeitgenossen sprichst. Vielleicht fallen dir auf einmal andere Dinge auf? Was gibt es denn sonst zu erzählen? Du weißt ja: Alles, was du anderen erzählst, erzählst du auch deinem Kind. Du prägst es mit deiner Wahrnehmung und deinen Worten.

Hilfreiche Strategien

Für eine mitfühlende, aufbauende Kommunikation mit dir selbst (innerer Dialog) und anderen sind folgende Dinge wichtig:

- Entspannt sein
- Im gegenwärtigen Moment, im Hier und Jetzt sein
- Dich mit Menschen umgeben, die du wertschätzt
- Dich mit Menschen umgeben, die dich wertschätzen
- Dankbarkeit
- Bemerken, was gerade geschieht, und sich an das erinnern, was heilt
- Verbundenheit mit Positivem
- Verbundenheit mit deinen Werten
- Freundlich zu dir sein, geduldig und nachsichtig
- An Schönes denken
- Beachtung deiner Körpersignale
- Aussprechen von Anerkennung
- Eine herzliche Sprache pflegen
- Achtsames Sprechen

Die Welle

Wie du gesehen hast, hat Sprache einen großen Einfluss auf uns, daher verwenden wir bewusst im HypnoBirthing statt des Wortes »Wehe« das Wort »Welle«, um eine neutrale, wenn nicht sogar positive Assoziationskette auszulösen. Und wenn man den Verlauf einer Kontraktion betrachtet, so gleicht er tatsächlich dem einer Welle. Sie flutet an, erreicht ihren Höhepunkt, bleibt einen Augenblick und ebbt wieder ab.

In einem 1980 in der ehemaligen DDR erschienenen Buch zur Geburtsvorbereitung fanden wir Folgendes: »Aus diesem Grund verwenden wir für die Geburtsarbeit auch nicht mehr den traditionellen Begriff ›Wehe‹. Er nährt immer wieder die Erwartung, dass eine Wehe wehtun müsse. Das ist keine Spitzfindigkeit, denn Worte haben für uns eine sehr starke Signalwirkung. Und warum soll man die wellenförmig zu- und abnehmende Muskelarbeit nicht als das bezeichnen, was sie ist, nämlich eine Anspannungswelle? Nur weil es bisher nicht üblich ist? So eine neue Idee ist das tatsächlich nicht. Verwendet man doch im Englischen für den Begriff der Wehe ›labour‹ und im Französischen ›travail‹. Beides hat die Bedeutung von Mühe oder Anstrengung. Sprachexperten fanden sogar, dass die viel zitierte Bibelstelle, wonach die Frau ›mit Schmerzen gebären soll‹ falsch übersetzt sei. Denn das hebräische Wort 'as'ab' bedeutet nach Gesenius ebenfalls ›Mühe‹, ›anstrengende Arbeit‹.«[23]

Geburtsbericht

»… Alles hat funktioniert, keine einzige Welle war schmerzhaft, es war wirklich wunderbar. Ich habe mir übrigens die Wellen immer als wirkliche Wellen vorgestellt und bin gesurft. Ich kann zwar nicht surfen, finde aber, dass das so toll aussieht, so leicht und elegant. Und man surft ja auch mit der Welle und nicht gegen sie. Das war ein schönes, passendes Bild für mich und hat Spaß gemacht …« (A. W.)

Übung: Weich werden wie Wasser

Vielleicht magst du dir zur Unterstützung deiner Vorstellungskraft Bilder oder Filme von verschiedenen Wellen ansehen und dabei in dir spüren, wie es sich anfühlen kann, von Wellen getragen zu werden.

Übung: Schneeflockenschmelze

Du kannst dich in die Badewanne legen und bewusstes Loslassen üben, indem du dich zunächst mithilfe der Ruheatmung (siehe Seite 98) tiefer entspannst und dann deine Aufmerksamkeit darauf lenkst, wie sich das Wasser um dich herum anfühlt. Spüre, wie wenig Widerstand es hat, wenn du mit deinen Händen hindurch fährst. Spüre, wie alle vorhandenen Spannungen ins Wasser abfließen.

Spüre, wie du erst die Beine, dann die Arme, anschließend den restlichen Körper so ganz loslässt und in deiner Wahrnehmung selbst nach und nach so weich, fließend und leicht wirst wie das Wasser, das dich umgibt. Ja, dass du wie eine Schneeflocke, die aufs Wasser fällt, selbst zu Wasser wirst.

Affirmationen für die Geburt

> *Bei jeder Wehe (Welle), hat sie ein Gefühl wie von einer Welle, die aus der Ferne heranrollt. Sie stellt ihren Atemrhythmus automatisch darauf ein, sie zu empfangen, und wenn sie näher kommt, »schwimmt« sie mit sorgfältigen, achtsamen Bewegungen geradewegs hinaus auf den Wellenkamm; dann spürt sie, wie die Welle wieder »abebbt«, ihr Atem wird sanfter, und sie ruht sich aus. Am Ende jeder Wehe (Welle) atmet sie ein paarmal tief ein und aus.*
> Sheila Kitzinger[24]

Um dir selbst dabei zu helfen, dein Denken auf das auszurichten, was du dir für die Geburt wünschst, kannst du dir jetzt bereits einige bejahende Formulierungen aussuchen. Du kannst sie dir während der Schwangerschaft schon zu eigen machen und sie dann während der Geburt parat haben. Affirmationen sollten so formuliert sein, dass sie positiv, in Gegenwartsform und für dich ganz persönlich stimmig sind. Deshalb sind im Folgenden auch nur Impulse und Vorschläge für deine eigenen Geburtsaffirmationen. Mache sie zu deinen eigenen Kraftsätzen, indem du sie – eine nach der anderen – laut vor dich hin sprichst und nachspürst, ob sie dir leicht über die Lippen kommen und du sie dir leicht merken kannst. Weniger ist mehr!

Wenn du deine Sätze gefunden hast, kannst du kreativ mit ihnen umgehen: sie aufnehmen und immer wieder abspielen, was auch bei der Geburt sehr hilfreich ist, sie illustrieren, Collagen mit ihnen anfertigen und dergleichen mehr. Lass deiner Kreativität freien Lauf. So verinnerlichst du diese bestärkenden Botschaften an dich selbst, und sie können sich in dir verwirklichen. All das ist kein positives Denken im Sinne von Schönreden, sondern die praktische Anwendung der oben genannten Erkenntnisse.

- Während ich mich auf die Geburt meines Kindes vorbereite, bin ich achtsam mit mir.
- Entspannt und zuversichtlich erwarte ich mein Kind.
- Ich stelle mich auf eine natürliche, leichte Geburt ein.
- Ich habe Vertrauen in meinen Körper und lasse mich von ihm führen.
- Mein Körper und Geist sind tief entspannt.
- Ich bin voller Zuversicht.
- Ich fühle mich geschützt und sicher.
- Meine Geburtsmuskeln arbeiten völlig harmonisch.
- Mein Kind und ich erleben eine leichte Geburt.
- Ich lasse tiefe und natürliche Ruhe durch meinen ganzen Körper fließen.
- Ich verlasse mich voll und ganz auf meine Intuition.
- Meine Atmung strömt zu meinem Kind.
- Ich vertraue darauf, dass mein Körper genau weiß, was er zu tun hat.
- Ich genieße die Energie, die durch meinen Körper fließt.
- Ich öffne mich dem Fluss des Lebens.
- Ich vertraue auf meine innere Stärke.
- Von Welle zu Welle entspanne ich mich tiefer und tiefer, während mein Kind und ich leicht jede Phase der Geburt durchlaufen.
- Mein Muttermund öffnet sich mit Leichtigkeit und in genau der richtigen Zeit.
- Das Baby gleitet leicht und ruhig den Geburtsweg hinunter.
- In jeder Phase der Geburt liegt mein Kind in genau der richtigen Position.
- Völlig entspannt überlasse ich die Geburt meinem Körper.

- Mein Kind und ich vollbringen dieses Wunder des Geborenwerdens in Einklang und Harmonie.
- Mein Kind verlässt wohlbehalten meinen Schoß.
- Mein Atem fließt leicht und im richtigen Rhythmus und lässt mich die Wellen leicht und fließend erleben.
- Ich werde weit, unendlich weit!
- Ich bin bereit für jede Wendung, die die Geburt nimmt.
- Ich stimme dem Geburtsverlauf zu.
- Jede Welle bringt mir mein Kind näher.
- Je weiter die Geburt fortschreitet, desto tiefer wird meine Entspannung.
- Ich begebe mich tief in meinen inneren GebärRaum, fühle mich beschützt und geborgen.
- Ich überlasse die Geburt meinem Körper und sorge für Entspannung.
- Meine Scheide ist weich und weit, und alles Gewebe entfaltet sich im richtigen Tempo und Maß.
- Das Gewebe meines Geburtswegs ist gesund und heil und weich.
- Während der Geburt schwinge ich mit meinem Baby in Einklang und stehe in engem Kontakt mit ihm.
- Mein Mann und ich sind ein wunderbares GeburtsTeam. Wir begleiten unser Kind in Liebe und Zuversicht auf seinem Weg in die Welt.
- Während der ganzen Geburt bin ich ruhig, locker und entspannt.
- Ich begleite jede Welle langsam mit meiner Atmung und lasse meinen ganzen Körper locker.
- Wenn mein Kind geboren ist, schließt sich mein Geburtsweg wieder schnell und auf natürliche Weise.

Achtsamkeit – bewusst im Hier und Jetzt

> *Du bist dort, wo deine Gedanken sind.*
> *Sieh zu, dass deine Gedanken da sind, wo du sein möchtest.*
> Rabbi Nachman

Achtsamkeit, Gegenwärtigkeit in dem, was hier und jetzt in dir geschieht, ist die Voraussetzung, damit du dich besser kennen und verstehen lernst. Sie verlangsamt die automatisch ablaufenden Handlungsmuster – unseren Autopiloten, mit dem wir durch den Tag steuern – und verhindert unüberlegte, oft vorschnelle Reaktionen. Sie ermöglicht es mit der Zeit, solche Handlungen durch angemessenere zu ersetzen. Achtsamkeitsübungen sind demnach ein Weg, um bewusst mit dir im Hier und Jetzt so in Kontakt zu sein, dass du deine seelischen und körperlichen Bedürfnisse erkennen, unterscheiden und adäquat mit ihnen umgehen, also auf sie reagieren und damit gut für dich sorgen kannst. Dies gilt ebenso für deinen Partner, für einen anderen Umgang mit seinem stressigen Arbeitsalltag und damit er dich während der Geburt eures Babys gut begleiten kann.

Anders jedoch als bei der Selbsthypnose, bei der der Geist willentlich etwa auf ein bestimmtes Ziel gerichtet wird, mit der Absicht, ein gewünschtes Erleben zu aktivieren, bist du bei Achtsamkeitsübungen schlicht im Kontakt mit dem Geschehen im Augenblick, ohne einzugreifen oder es zu verändern. Du bist ganz mit dem, was ist.

Wie oft schweifen wir in Gedanken ab, während wir ganz alltägliche Dinge verrichten? Häufig sind wir in Vorstellungen über die Zukunft gefangen, von der wir nicht wirklich wissen können, wie sie sein wird. Dies kann ein sicherer Weg sein, um Ängste, auch vor der bevorstehenden Geburt, zu entwickeln. Achtsamkeit dient dazu, die Aufmerksamkeit in der gegenwärtigen Situation zu halten, und Gelassenheit zu entwickeln. Du kannst feststellen, dass alles, was kommt, auch wieder geht; nichts bleibt, wie es ist. Weder im Außen noch in dir. Du kannst dich deutlicher spüren, um dann gegebenenfalls zu entscheiden, was du tun könntest oder lassen solltest, um dich so zu versorgen, dass du dich kraftvoller und ausgeglichener fühlst. Das, was du brauchst, hast du ja schon als – unbewusstes – Wissen gespeichert, sonst wüsstest du ja nicht, dass etwas gerade nicht stimmt. Somit öffnet dir Achtsamkeit auch den Weg zu deinem intuitiven Körperwissen.

Der Nutzen von Achtsamkeitsübungen ist mittlerweile vielfach wissenschaftlich belegt und hat seinen festen Platz in Managerbüros, in der Medizin und in den Medien gefunden.[25]

Sollten Achtsamkeitsübungen bisher neu für dich sein, können sie dir in der Schwangerschaft ganz besonders helfen: Sie führen dich noch mehr dahin, vertraut zu werden mit all dem, was sich in deinem Körper und Geist abspielt, und sie lehren dich, fürsorglich mit dir und dieser neuen körperlichen Situation umzugehen. Wenn du mit dieser inneren Haltung von Gegenwärtigkeit vertraut bist, hilft dir Achtsamkeit während der Geburt, jeden Augenblick – unabgelenkt durch äußere Faktoren oder innere Dialoge – mit deinen Körperempfindungen und dem Rhythmus deines Kindes in Kontakt zu bleiben und beispielsweise deine Position, deine Bewegung oder deine Atmung immer wieder neu anzupassen. Denn jede Empfindung ist eine Botschaft deines Körpers, und jede Zustimmung, jedes »Ja« zu dem, was du fühlst und spürst, erlaubt dir, dich mehr und mehr für die Botschaften deines Kindes, für deinen Geburtsinstinkt, deine Intuition und dein archaisches Wissen zu öffnen.

HB Quick – Achtsamkeit

~ Achtsamkeit verschafft dir einen Überblick darüber, was du jetzt im Moment denkst und fühlst und was in deinem Körper geschieht.

~ Achtsamkeit ist der neutrale Kontakt mit dem, was gerade ist.

~ Selbsthypnose hingegen ist die Ausrichtung des Geistes auf ein bestimmtes Ziel.

~ Achtsamkeit hilft dabei, die sorgenvollen Gedanken über das »Was ist, wenn?« zu beruhigen, indem sie deine Aufmerksamkeit im gegenwärtigen Moment hält.

- ~ Mit Achtsamkeit bleibst du gelassen und handlungsfähig.
- ~ Achtsamkeit in der Schwangerschaft zu üben hilft dir, vertraut zu werden mit dem Geschehen in deinem Körper, deine eigenen Bedürfnisse und die des Kindes besser wahrzunehmen.
- ~ Achtsamkeit hilft dir, Körperhaltung und Atmung immer wieder dem Rhythmus deines Kindes anzupassen.
- ~ Achtsamkeit stärkt dein Vertrauen in deinen Geburtsinstinkt.

Die Handshake-Praxis

Die Handshake-Praxis bedeutet zu begrüßen, was ist. Diese leicht zu erlernende Übung hilft dir, einen achtsameren Umgang mit dir zu entwickeln und zu pflegen, ob im (beruflichen) Alltag oder als Teil der Vorbereitung auf die Geburt.

Bereits der Begriff »Handshake«[26] vermittelt, worum es geht: wahrnehmen, was sich in dir abspielt, es erkennen, es wertfrei mit einem kleinen gedanklichen Handschlag (Handshake) begrüßen und es einfach da sein lassen, ohne es verändern zu wollen. Dadurch verlangsamen sich mit der Zeit die geistigen Aktivitäten; das parasympathische Nervensystem wird aktiviert. Entspannung und Klarheit treten an die Stelle von Unruhe und Stress. Das Gedankenkarussell im Kopf verlangsamt sich und kann nach einiger Übung sogar zum Stillstand kommen. Wichtig ist hierbei, dass du das, was du im Körper wahrnimmst, auch tatsächlich fühlst – und nicht erdenkst.

Gerade wer eher »verkopft« ist – und das sind in unserer westlichen Welt die meisten –, tut sich schwer, den Unterschied zwischen Denken und tatsächlichem Fühlen wahrzunehmen. Es bedarf der Übung, sich dieses elementaren Unterschieds bewusst zu werden. Und obwohl Gebären zweifelsohne eine sehr körperliche Angelegenheit ist, so ist es dennoch für viele nicht einfach, sich von intellektuellen Konzepten oder Vorstellungen von einer Geburt zu lösen und sich auf die gefühlte Wechselwirkung von Körper und Geist einzulassen.

Dann sind Entspannung und Vertrauen – die Schlüsselelemente für ein natürliches Geburtserleben – manchmal mehr erdacht oder fantasiert, als dass sie tatsächlich körperlich verankert und als Gefühl beziehungsweise Ganzkörpererleben abrufbar wären. Letzteres ist aber nur dann möglich, wenn es gelingt, in eine größtmögliche Akzeptanz und damit auch in ein Vertrauen in die eigenen körperlichen und emotionalen Prozesse zu kommen. Anzuerkennen, ja, so ist das, so bin ich: im Moment. Denn eines ist sicher – alle Phänomene verschwinden nach einer Weile genau so, wie sie aufgetaucht sind. Nichts bleibt, wie es ist. Es sei denn, wir öffnen unser Bollywood-Archiv.

Tipps zur Übung

Bitte denke daran: **Es gibt bei der Übung der Handshake-Praxis …**

… nichts zu erreichen. Es gibt nichts zu verbessern. Du kannst dich damit anders kennenlernen und vielleicht einen wohlwollenderen Kontakt zu dir finden. Sei mit dir und atme.

… nichts zu verändern. Angenommen, du bemerkst eine Anspannung im Körper, so brauchst du jetzt nichts zu tun, um dich zu entspannen. Es reicht, die Anspannung wahrzunehmen. Die Anspannung, deinen Ärger oder einen Gedanken einfach nur wahrzunehmen genügt. Es ist ein Weg, um etwas zu entdecken, nicht um es zu verändern. Paradoxerweise kann sich gerade durch dieses Nicht-Tun viel verändern. Und: atme.

… nichts zu erklären. Angenommen, du spürst eine Spannung im Rücken. Versuche nicht zu erklären, woher sie kommt. Es geht um die Erlaubnis, etwas einfach wahrzunehmen, was gerade da ist, und es sein zu lassen. Es ist keine Anamnese- oder Diagnosemethode. Einfach atmen und wahrnehmen.

… nichts zu bewerten. Unbewusst vergleichen und bewerten wir unaufhörlich, das kann uns hierbei deutlicher werden, etwa durch Gedanken wie: Das klappt prima / überhaupt nicht«, »Ich kann so etwas nicht«, »Das ist langweilig«, »Was hat das mit Geburt zu tun«. Was auch immer du innerlich beobachtest, Körperempfindungen, Gefühle, Gedanken – bewerte es nicht. Wenn du bewertende Gedanken beobachtest, so macht das nichts. Lass sie einfach vorüberziehen, wie Wolken am Himmel. Und atme.

Anleitung: Die Handshake-Praxis

- Setze dich hin. Am besten an einen Ort, an dem du für eine Weile ungestört bist.
- Schließe die Augen – das hat den Vorteil, dass du keine optischen Informationen verarbeiten musst. Nach einiger Zeit geht das auch mit offenen Augen.
- Lass nun die gesamte Kopf- oder Denkenergie mit einem leicht hörbaren, forcierten Ausatmen (in deinen Körper) fallen – wie einen Fahrstuhl, der nach unten sackt.
- Richte deine Aufmerksamkeit in deinen Körper, spüre einfach, wie du atmest, wie sich dein Rücken anfühlt, wie du auf der Unterlage sitzt und so weiter. Lass dir Zeit.
- Dann verweile mit dir und all dem, was sich nach und nach in dein Bewusstsein drängt. Nimm es einfach nur wahr und begrüße es mit einem stillen »Hallo«, ohne dich gedanklich weiter damit zu beschäftigen. Deine Haltung ist offen, ganz gleich, was sich zeigt. Ob Zwicken oder Jucken, ob trüber oder freudvoller Gedanke, ob Müdigkeit oder Unruhe, Freude oder Wohlbefinden, ob sich dein Kind gerade bewegt oder nicht: Begegne allem mit einem »Hallo« – mehr nicht, auch nicht bei angenehmen Empfindungen. Spüre, fühle, was sich zeigt, und »sei« schlicht damit. Mit der Zeit wirst du feststellen, dass sich alle auftretenden Impulse ebenso verflüchtigen, wie sie aufgetaucht sind. Was bleibt, ist ein entspannter und klarer Geist.
- Beende die Praxis, indem du einen tiefen Atemzug nimmst und wieder die Augen öffnest.

Kurze Momente oft wiederholt

Wenn du die Übung der Handshake-Praxis immer wieder einmal für einige Minuten durchführst, kannst du feststellen, dass du mehr und mehr »runterfährst«, dich entspannst und dich in dem, was du gerade tust, stabiler fühlst. Damit sich ein förderlicher, quasi automatischer Ablauf einstellen kann, ist – wie bei allen Übungen – Regelmäßigkeit wichtig. Je öfter du »Handshake« anwendest, etwa beim Spülen, Spazierengehen, Telefonieren oder an der Ampel stehend, desto schneller kannst du Botschaften aus deinem System, sogenannte Phänomene, wahrnehmen und Körperimpulse, Gefühle und Emotionen voneinander unterscheiden lernen. Es entsteht mehr Gelassenheit und Klarheit darüber, was in dir vorgeht, und du kannst lernen, Freundschaft mit dem zu schließen, was gerade ist.

Diesen Satz: *»Kurze Momente oft wiederholt!«* wirst du immer mal wieder im Buch finden. Er soll dich daran erinnern, dir immer wieder auch im Alltag einen Augenblick für Achtsamkeit oder bewusste Atmung zu nehmen.

HB Quick – Handshake

- »Handshake« ist eine Achtsamkeitsübung.
- Du nimmst beobachtend und wertfrei wahr, was ist, ohne es verändern zu wollen.
- »Handshake« schult deinen Geist darin, zur Ruhe zu kommen.
- »Handshake« verfeinert die Wahrnehmung dafür, was du denkst und was du fühlst, und lehrt dich, diese beiden Zustände unterscheiden zu können.
- »Handshake« verstärkt deine Akzeptanz dessen, was ist. Die Übung macht dich flexibler im Umgang mit dem, was geschieht.
- Bei der Handshake-Übung gibt es nichts zu erreichen, nichts zu verändern, nichts zu erklären, nichts zu bewerten.

Hypnose und Trance

> *Das Ziel der Hypnose ist, durch Imagination und Fokussierung der Aufmerksamkeit auf allen Sinneskanälen sich das gewünschte Erleben in der Zukunft immer wieder so intensiv vorzustellen, bis es sich ins Unwillkürliche umsetzt.*
> Gunther Schmidt

Wie du in der Einführung gelesen hast, ist Hypnose kein Hokuspokus, sondern eine sehr wirkungsvolle Methode, die schon seit Urzeiten auch während der Geburt angewendet wurde, nur leider im Zuge der Modernisierung und Technisierung der Geburtshilfe weitgehend in Vergessenheit geraten war. Meist werden die Begriffe »Hypnose« und »Trance« synonym verwendet, jedoch ist Trance der Zustand und Hypnose der Weg dahin.

In welcher Trance bist du gerade?

Trance ist eigentlich ein ganz alltäglicher Zustand, eine natürliche menschliche Erfahrungsebene. Wir sind viel öfter in Trance, als wir glauben, auf jeden Fall mindestens zweimal am Tag: Trance ist der angenehme Zustand, bevor wir entweder ganz wach werden oder in den Schlaf sinken.

Doch das ist nur eine Möglichkeit unterschiedlichster Trancephänomene, die von tiefsten Trancen, in denen Operationen ohne zusätzliche Narkose durchgeführt werden können, bis hin zu leichten Zuständen gehen, wenn wir uns beispielsweise auf eine Aufgabe konzentrieren und alles um uns herum vergessen oder tagträumen. Ein Marathonläufer ist ebenso in Trance, wenn er sich nur auf das Laufen und das zu erreichende Ziel konzentriert, wie ein Komponist, der gerade ein neues Stück entwickelt, oder der Rennfahrer, der in einer atemberaubenden Geschwindigkeit seine Runden dreht. Bei jedem Buch, das dich deine Umgebung vergessen lässt, oder einem Film, der dich in seinen Bann schlägt, bist du in Trance. Du achtest dabei einfach nicht mehr auf das, was dich umgibt, sondern hast deine Aufmerksamkeit auf etwas Bestimmtes gerichtet. Sogar Probleme wälzen und ständig darüber reden kann zu »Problemtrancen« führen, in denen man vor lauter Problemen die Lösungsmöglichkeiten nicht mehr sieht.[27]

Trance ist also ein völlig natürlicher, alltäglicher Geisteszustand. Nur die Intensität des Erlebens macht den Unterschied, und die Trance muss auch nicht automatisch mit geschlossenen Augen einhergehen. Im Gegenteil, bei den meisten Alltagstrancen sind unsere Augen geöffnet. Wir sind nicht »weggebeamt«, willenlos oder nicht ansprechbar – weder bei geschlossenen noch bei geöffneten Augen –, sondern bekommen immer noch alles mit, was um uns herum geschieht; je tiefer die Trance, desto weniger intensiv nehmen wir unsere Umgebung noch wahr. Ebenso verändert sich in diesem Zustand unser Zeiterleben, sodass je nach Situation Trance als Zeitraffer oder Zeitdehner wirken kann. Viele Frauen bemerken, wenn sie von ihrer Geburt erzählen, dass ihnen die Zeit viel kürzer erschien, als sie »tatsächlich« – mit der Uhr gemessen – war. Andererseits kann die Zeit uns aber auch sehr lang erscheinen, wenn wir beispielsweise vor einer Prüfung im Flur warten müssen.

Geburtsbericht

»Ich atmete und war in einer ganz anderen Welt, bekam nichts von der Zeit mit, und als ich plötzlich den Hahn krähen hörte, war ich wirklich erstaunt, wie schnell die Zeit verflogen war …« (J. B.)

Passive und aktive Trance

Trance ist ein Zustand, in den wir uns autonom – also selbst – bewusst oder unbewusst hineinbegeben. Daher ist jede Trance im Grunde eine Selbsthypnose, und jeder kann mehr oder weniger tief in Trance gehen. Wir können passiv in Trance gehen, indem wir etwa wie bei einer langen Autofahrt »den inneren Autopiloten« anschalten und uns dann bei der Ankunft nicht wirklich erinnern können, wie wir die Strecke zurückgelegt haben. Oder wir gehen aktiv in Trance, indem wir den Geist bewusst, also willentlich, in eine Trance lenken. Das kann mithilfe des Atems geschehen, mit CDs oder durch ein Gegenüber, das uns mit seiner Stimme darin unterstützt, die Konzentration nach innen zu lenken und sie dort für eine Weile zu halten.

Doch niemand im Außen »macht« das mit uns – wir selbst nutzen diese in uns angelegte Fähigkeit, in Trance zu gehen. Dabei haben wir jederzeit die Kontrolle über den Ablauf, wir sind ansprechbar und aktiv. Deswegen kann eine Frau, auch wenn sie sich mit Selbsthypnose durch die Wellen tragen lässt, die Geburt ganz bewusst erleben.

Sobald etwas für uns nicht stimmig ist, können wir sofort aus der Trance aussteigen und ganz präsent sein, da wir eine innere Instanz in uns haben, die sehr genau spürt, ob das Gehörte mit unseren Werten und Regeln übereinstimmt. Wir nennen diese Instanz den Hüter oder die Hüterin der Schwelle, nämlich der Schwelle zum Unterbewusstsein. Du kennst sie aus Situationen, in denen du aufgefordert wirst, etwas zu tun, und deine innere Stimme »Nein« sagt.

Zusätzlich dazu, dass wir Trance einsetzen können, um in Kontakt mit unseren Stärken und Kompetenzen zu kommen, sind aktive, bewusst eingesetzte Trancen für den Organismus von enormem Nutzen. Sie bewirken deutliche Veränderungen in den biologischen Körperprozessen und führen beispielsweise zu Entspannung, lösen die Ausschüttung von Endorphinen (Glückshormonen) aus und stärken unser Immunsystem.

Vorteile eines Trancezustands während der Geburt

- Verminderung bis hin zur Beseitigung von Stress, da Trance in hohem Maße die körperliche und geistige Entspannung steigert
- Deutliche, zum Teil vollständige Schmerzreduktion
- Weniger Ängste und Verspannungen, dadurch
- kaum bis keine chemischen Schmerzmittel,
- kaum bis keine Betäubungsmittel (z. B. PDA)

- Aktive, selbstbestimmte Beteiligung am Geburtsprozess
- Bewusste und befriedigende Geburtserfahrung
- Besserer Umgang mit den Wellen
- Verkürzung des Geburtsprozesses
- Erhöhung der Widerstandskraft, deshalb größere Fitness
- Schnellere Erholung nach der Geburt
- Klarheit und intensivere Wahrnehmung des Bindungsprozesses
- Erleichterter Milchfluss und erleichtertes Stillen

In Verbindung mit den Fähigkeiten, die ohnehin schon in dir angelegt sind, hast du mit den hier angebotenen Trancen ein wunderbares Werkzeug, um deinen Geist und damit auch deinen Körper zielgerichtet auf das von dir gewünschte Geburtserlebnis einzustimmen.[28] Sie unterstützen dich darin, in dir das Vertrauen zu erschließen und zu vertiefen, dein Baby aus eigener Kraft zu gebären, denn dein Körper weiß ja, wie es geht.

HB Quick – Trance, eine hilfreiche Erfahrungsebene

~ Trance ist ein alltäglicher Bewusstseinszustand; in Trance sind wir beispielsweise wenn wir tagträumen, konzentriert arbeiten, lesen, einen Film anschauen, laufen oder Probleme wälzen.

~ Das Merkmal eines Trancezustands ist, dass du fokussiert bist und die Umgebung nur noch undeutlich wahrnimmst.

~ Trancezustände können sehr leicht (Alltagstrance) bis sehr tief (Trance statt Anästhesie) sein.

~ Trance ist immer eine Selbsthypnose.

~ Trance kannst du aktiv einleiten oder passiv geschehen lassen.

~ In der Trance hast du jederzeit die Kontrolle; du bist ansprechbar und aktiv.

- In Trance kannst du die Geburt bewusst erleben, du bist nicht »weggebeamt«.
- Trance verändert dein Zeiterleben – sie ist wie ein Zeitraffer.
- Trance kannst du nutzen, um in Kontakt mit deinem Potenzial zu gelangen.
- Trance bewirkt im Körper eine Entspannung, die Ausschüttung von Endorphinen, die Stärkung des Immunsystems.

Und wie geht das?

Um eine bewusste Tranceerfahrung machen zu können, bedarf es deiner Zustimmung. Misstrauen oder Zweifel in der Art von: »Na, schauen wir mal, ob das gelingt …«, »Ich mach's, aber wer weiß, ob das was ist« oder »Bei mir wirkt so etwas nicht« blockieren. Hilfreich ist eher eine Haltung wie: »Ich will das für …« oder »Ich mache das für mich, um mich zu stärken«. Auch wenn du mit einem Leistungsanspruch, einem »Ich will etwas erreichen« in eine Trance gehst oder sie als eine zu erledigende Arbeit ansiehst, verschließt du den Zugang zu dieser hilfreichen Erfahrungsebene. Hier geht es nicht um lineares, logisches Denken, mit dem man Aufgaben erledigt – das ist die Ebene des Alltagsbewusstseins. Hier geht es darum, dich einem inneren Erfahrungsprozess zuzuwenden, der sich um so besser und leichter entfalten kann, je mehr du dich ihm hingibst und alles Sollen, Müssen und Wollen loslässt. Damit ist es eine wunderbare Übung im Hinblick auf die Geburt: Dich mental und körperlich zu entspannen, hinzugeben an das, was du an Botschaften aus deinem Inneren empfängst, das sich dir von ganz alleine öffnet, wenn du dich ihm zuwendest.

Geburtsbericht

» … Alles in allem hatte sich die Geburt wie höchstens drei Stunden angefühlt … und mein Körper arbeitete ganz alleine zwölfeinhalb Stunden wie von selbst … ich war völlig in Trance, atmete automatisch und ließ mich von niemandem stören. Es war ein wundervolles Erlebnis …« (J. B.)

Je mehr du deine Aufmerksamkeit in einer Trance auf dein inneres Erleben richtest, desto mehr »verblasst« deine Umgebung, während du weiterhin Geräusche, Stimmen, die Temperatur und die Anwesenheit anderer wahrnimmst. Je nach Trancetiefe ist diese Wahrnehmung mehr oder weniger »gedimmt«. Je mehr du dich nach innen fokussierst, je tiefer du einsinkst, desto entspannter wirst du dich erleben. Es kann sein, dass Bilder – vage oder klar wie in einem Film –, Gedanken, Empfindungen oder Gerüche in deinem Geist auftauchen. In welcher Art und Weise sich diese sogenannten inneren Phänomene zeigen, ist von Mensch zu Mensch sehr unterschiedlich. Da gibt es kein Richtig und kein Falsch. Während der Trance verlangsamen sich deine Körperprozesse; dein Körper kann ausruhen und sich regenerieren. Das führt dazu, dass du dich entspannst und dich während der Trance vielleicht etwas schwer, danach aber frischer und klarer fühlen kannst. Da Trance ein natürlicher Heilzustand des Körpers ist, wirst du beginnen, dich immer besser zu fühlen und diesen Zustand zu genießen. Auf unseren Webseiten findest du zur Einführung die Trance »Die große Kraft der kleinen Pause« als Download (siehe S. 181).

Wichtige Hinweise zur Selbsthypnose

Für alle Selbsthypnose-Übungen gilt, sie zeitlich so zu legen, dass du im Anschluss daran nicht sofort einen dringenden Termin hast, damit sich nicht unbewusst Druck in dir aufbaut, rechtzeitig fertig sein zu müssen. Warte danach noch etwas, bevor du Auto fährst oder eine Maschine bedienst. Dein Organismus braucht ein wenig Zeit, um sich wieder in den schnellen Alltagsmodus einzufinden.

Bevor du beginnst, kann es ratsam sein, auf die Toilette zu gehen und dafür zu sorgen, dass du für die Dauer der Übung nicht gestört wirst. Schalte Telefon oder Handy aus. Falls du nicht allein bist, teile deiner Umgebung mit, dass du dich für eine bestimmte Zeit zurückziehst und nicht gestört werden möchtest. Hänge vielleicht einen Zettel »Bitte nicht stören« an die Tür.

Es mag hilfreich sein, das Licht zu dimmen oder ein Tuch auf die Augen zu legen. Lege oder setze dich dann bequem hin, wobei du im Sitzen darauf achten solltest, dass du deinen Kopf entspannt anlehnen kannst. Lege vielleicht eine Decke zurecht, da es sein kann, dass du aufgrund der Entspannung fröstelst. Für die ersten Male kann es hilfreich sein, Kopfhörer zu verwenden, weil damit die Konzentration verstärkt wird.

Hilfreich sind Sätze wie »Ich nehme mir Zeit für mich und bin zur Entspannung bereit« oder: »Jedes Mal, wenn ich die Selbsthypnose mache, gelingt es mir, leichter und schneller in Entspannung zu sinken«. Sobald das gut klappt, kannst du dir selbst während der Selbsthypnose aufbauende Leitsätze geben. Wichtig hierbei ist: Halte sie immer positiv und zielorientiert, so, wie du es in der Zukunft haben willst. Auf deinem Einkaufszettel steht auch nicht drauf, was du nicht brauchst. Dazu ein Beispiel. *Falsch* wäre: »Ich werde bei der Geburt keine Schmerzen haben.« *Richtig* ist: »Ich bin bei der Geburt völlig entspannt.«

Bitte führe nur jeweils eine Übung durch, nicht verschiedene nacheinander. Nach der Trance kann es deinem Körper guttun, Wasser zu trinken, vielleicht etwas zu essen und dich zu bewegen.

Dein innerer GebärRaum

> *Gebären ist das, was du tust, Geburt ist das, was in dir geschieht.*
> Bianca Maria Heinkel, Jhari Gerlind Kornetzky

In der Hypnoseforschung hat man herausgefunden, dass wir Ereignisse und Gefühle beziehungsweise Wahrnehmungen in unserem Inneren verorten, also räumlich wahrnehmen.[29] So haben wir auch Erfahrungsräume in uns, in die wir uns mal mehr, mal weniger bewusst zurückziehen können, etwa wenn wir schmollen oder unleidig sind oder wenn wir uns wie beim Malen oder Schreiben einer kreativen Tätigkeit hingeben. Während einer Trance kannst du diese Räume direkter ansteuern und für dich öffnen.

Auch für die Geburt gibt es einen solchen ganz besonderen Tranceraum, in den du dich zurückziehen kannst, in dem du im Kontakt mit deinem Kind, deiner

Intuition, deiner Kraft bist. Es ist ein ganz sicherer, nur für dich zugänglicher Ort, den wir deinen inneren GebärRaum nennen. Den Kreißsaal oder – bei einer Hausgeburt – dein Zimmer nennen wir im Gegensatz dazu den äußeren GebärRaum. Über diesen inneren, sicheren GebärRaum kommst du in Kontakt mit deinem Ur-Wissen, deinem GebärCode.

Wie du Entspannung im Körper verankerst

Nachdem du mit der Kennenlernübung »Die große Kraft der kleinen Pause« herausgefunden hast, wie sich Trance überhaupt anfühlt, kannst du dieses Gefühl, diesen entspannten und doch wachen Körper- und Geisteszustand durch Wiederholung der Selbsthypnosen mithilfe der Downloads, die zu diesem Buch gehören, immer mehr vertiefen und in dir verankern. Wenn du magst, kannst du deinem inneren GebärRaum eine Farbe deiner Wahl geben, die du vielleicht bei der Trance »Mein Regenbogen« als wohltuend und entspannend für dich erfahren hast. Du findest die Trance zum Download jeweils von uns beiden gesprochen auf unseren Homepages (siehe S. 181).

Je tiefer du dich in Trance, in deinen inneren GebärRaum begibst, desto tiefer bist du in Verbindung mit deinem Körper und desto mehr bist du bei deinem Kind. Und auch hier hilft dir die Natur, denn bereits bei leichten Trancezuständen werden in dir Endorphine, Glückshormone, ausgeschüttet und gespeichert. Viel mehr noch während der Geburt. Hier hilft eine ganze Kaskade von Endorphinen dabei, mit den ungewohnt starken Impulsen der Gebärmuttermuskulatur umzugehen. Und diese Endorphinausschüttung kannst du gezielt mit Entspannung verstärken. Je tiefer und fester du in deinem inneren GebärRaum verankert bist, desto effektiver kannst du alle äußeren, vielleicht störenden Einflüsse ausblenden und während der Geburt in einen regelrechten Endorphinrausch kommen. Wobei besonders auch Lachen, Tanzen, Umarmen, Streicheln, erotische Berührungen, Lite-Touch-Massagen und Küssen wichtige Oxytocinauslöser sind, die du alle während der Geburt für dich nutzen kannst.

»Mein Regenbogen« ist eine Trance, die du zur Vorbereitung auf die Geburt als wohltuende und entspannende Körperreise durchführen kannst. Ähnlich wie im Chakren-Modell des Yoga sind vom Beckenboden bis zum Scheitel den einzelnen Körperregionen Farben zugeordnet, die zusammen gesehen einen Regenbogen bilden. Das Verweilen in der jeweiligen Region mit der Konzentration auf die ihr zugeordneten Farbe und das Spielen mit dieser dienen dazu, die Entspannung und das Tranceerleben zu intensivieren und den »Muskel der Vorstellungskraft« zu stärken. Du kannst aber auch einfach im Farbgefühl verweilen. Je öfter du die Übung machst, desto leichter wird dein Zugang zur Tranceerfahrung und zu einer differenzierten Körperwahrnehmung werden. Darüber hinaus kannst du dich intensiv mit deiner Lieblingsfarbe verbinden und sie während der Geburt zur Unterstützung deiner Entspannung abrufen. Diese Verknüpfung von Farbe und Entspannung in dir wirkt wie eine Konditionierungskette, ein sogenannter Anker.

HB Quick – Verweilen im inneren GebärRaum

- Dein innerer GebärRaum ist dein in dich zurückgezogener Körper- und Geisteszustand während der Geburt.
- Durch Übung von Entspannung und Selbsthypnose lernst du ihn während der Schwangerschaft kennen und nutzen.
- Du kannst deinem inneren GebärRaum eine Farbe deiner Wahl geben.
- In deinem inneren GebärRaum bist du in tiefer Verbindung mit deinem Körper und deinem Kind.
- Je tiefer du in der Entspannung bist, desto größer ist die Endorphinausschüttung in deinem Körper.

Dein Unterbewusstsein als Kraftquelle

Während deine Aufmerksamkeit im Lesen dieser Zeilen fokussiert ist, nimmst du gleichzeitig »unbewusst« deine Sitzunterlage, Geräusche, die Raumtemperatur, die Raumeinrichtung und das Gewicht des Buches in deinen Händen wahr. Immer wenn du über etwas nachdenkst, dein Geist den in dir ablaufenden Gedanken folgt, wirst du feststellen, dass sich deine gesamte Wahrnehmung auf diese

Gedanken konzentriert, während Geräusche, Temperatur, Gewicht und Ähnliches dabei immer noch da sind – nur bist du dir ihrer gerade nicht »bewusst«.

Eine häufig verwendete Metapher hierfür ist die eines Eisberges, wobei dessen Spitze für das Alltagsbewusstsein steht, in dem wir unsere momentane Aufmerksamkeit haben. Der größere Teil unter Wasser steht für das Unterbewusstsein oder Unbewusste. Hier sind alle jemals gemachten Erfahrungen gespeichert. Sie sind gerade nicht im Fokus der Aufmerksamkeit, doch wenn du gefragt werden würdest, was du an einem bestimmten Tag, sagen wir an deinem letzten Geburtstag gemacht hast, könnte es dir spontan einfallen, oder du könntest dich mithilfe einer geführten Trance so konzentrieren, dass du dich wieder erinnerst. Ob auf dem einen oder anderen Weg, du holst diese Informationen jedes Mal aus dem Bereich des Unterbewussten.

Da wir alle jemals gemachten Erfahrungen gespeichert haben, kann Hypnose beziehungsweise Selbsthypnose ein wunderbarer Weg sein, um die guten, stärkenden Erfahrungen wieder abzurufen, sich ihrer zu erinnern, sie mehr in den Fokus des Erlebens zu rücken und sie so zu Kraftquellen werden zu lassen, die dir immer zur Verfügung stehen, wenn du sie brauchst. Du kannst die Trancezustände in der Vorbereitung auf die Geburt nutzen, um mehr und mehr mit jenem inneren Raum vertraut zu werden, den wir deinen inneren GebärRaum nennen.

Vom Trampelpfad zur Autobahn

Wie bereits erwähnt, bedarf es eines regelmäßigen Übens, um neue stabile Prägungen anzulegen. Denn erst, wenn man etwas regelmäßig und gerne macht, geht es in Fleisch und Blut über – es verkörpert sich und wird zur Gewohnheit. Das erfordert von dir und, wenn ihr euch gemeinsam vorbereitet, auch von deinem Partner einen gewissen Aufwand an Zeit und Engagement und manchmal auch eine Anstrengung, um den inneren Schweinehund zu überwinden. Vielleicht motiviert dich der Gedanke, dass du jedes Mal, wenn du dir Zeit dafür nimmst, dir und deinem Baby Zuwendung schenkst und auf diese Weise das gute Band und die intuitive Kommunikation zwischen euch stärkst. Verstärkend wirkt sich natürlich das Üben mit deinem Partner aus. Es ist sinnvoll für die Übungen oder das Hören der Trancen, mindestens eine halbe Stunde täglich einzuplanen. Verhaltensforscher haben herausgefunden, dass ein Erwachsener mindestens 21 Tage braucht, um eine neue Denkweise und neue Verhaltensmuster zu entwickeln, beziehungsweise um neue Nervenspuren im Gehirn – ähnlich einem Trampelpfad in der Natur – zu verfestigen. Das erfordert Übung in Geduld, Disziplin und Beharrlichkeit. Dann kann aus dem Trampelpfad eine Autobahn werden und das Neue zu verkörpertem und damit schnell abrufbarem Wissen werden.

Geburtsberichte

» ... Anfangs hatte ich Schwierigkeiten, mich tief entspannen zu können, aber mit den Tagen und Wochen fiel es mir immer leichter, sodass zum Schluss ein kurzer Augenblick genügte, um mich in tiefe Entspannung zu geleiten.« (W.)

» ... Ich hätte nicht erwartet, dass ich die Atmung, Entspannung und Bilder so gut abrufbar hätte bei der Geburt. Wir hatten eine Pause von 4 Wochen zwischen Kursende und Geburt und da war ich noch krank, so dass ich kaum die Atemtechniken üben konnte. So hatte ich meine Zweifel, aber es hat aus meinem Unterbewusstsein heraus funktioniert.« (B.S.)

Tipps fürs Üben

- Lege im Vorfeld schon die Übungszeiten fest – und nimm sie ebenso wichtig wie berufliche Termine!
- Schaffe eine angenehme Übungssituation, indem du einen Platz wählst, der dir gefällt.
- Sorge für eine angenehme Atmosphäre und dafür, dass du nicht gestört wirst. Hänge vielleicht ein »Bitte nicht stören«-Schild an die Tür.

- Stelle die Türklingel ab und stelle das Telefon aus – auch dein Smartphone!
- Lege dir alles in Griffnähe, was du zu deinem Wohlergehen brauchst.
- Wähle immer die gleiche Musik.
- Wenn du magst, kombiniere die Übungen mit einem für dich entspannenden Duft; nimm dafür jedoch natürliches ätherisches Öl, synthetische Düfte können Kopfschmerzen verursachen. Geruch ist das schnellste, direkteste Mittel, um unwillkürliche Reaktionen im Gehirn auszulösen. Dies kannst du dir in der Vorbereitung auf die Geburt zunutze machen, indem du Übung und Geruch miteinander verbindest. Das schafft einen zusätzlichen Anker und verstärkt den Entspannungseffekt, wenn du ihn mit in den Kreißsaal nimmst.

Treue Weggefährtinnen

> *Euer Kreis der Frauen wird euch Unterstützung gewähren und die Informationen zukommen lassen, die ihr braucht, um die Reise anzutreten*
> Dr. Scout Cloud Lee[30]

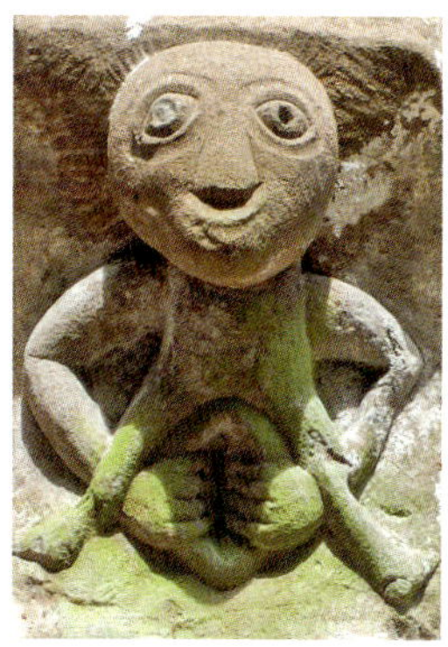

Sheela-Na-Gig

Wie archäologische Funde von Statuetten und Darstellungen in Steinen zeigen, suchte frau schon seit Menschengedenken auch im spirituellen, geistigen Feld nach Unterstützung für die Geburt. Und weltweit finden sich in jeder Kultur sogenannte Göttinnen, die ganz besonders als helfende Kräfte angerufen wurden. In unserem keltisch-abendländischen Kulturkreis hebt sich die Sheela-Na-Gig besonders hervor. Auf Burgmauern, selbst auf einigen Kirchen ist diese nackte Frau zu sehen, die mit beiden Händen ihre Vagina spreizt. Eine Fruchtbarkeitsgöttin, die in Verbindung mit der Leben spendenden Kraft im Körper der Frau steht.[31] Es liegt in der Natur der Sache, dass die kirchlichen Dogmen die Verbreitung von so viel Weiberkraft nicht bestehen lassen konnten. Daher wurden die meisten dieser und ähnlicher Darstellungen zerstört. Doch was hindert uns daran, uns diese Kraftquelle für die Geburt unserer Kinder wieder zu erschließen? Indem wir die Verbindung zu dieser archaischen Ebene unseres Potenzials wieder aufnehmen, wir uns die positive Kraft der alten Mythen zunutze machen, können wir den Bann der neuzeitlichen, Angst machenden Prägungen durchbrechen, sodass sie ihre Macht über uns verlieren. Vielleicht magst du auf die Findung deiner Geburtsgöttin gehen: einer für dich stimmigen Darstellung, die in deinen Augen die Kraft der Geburt verkörpert.

Übung: Kontakt mit der Ur-Frau in dir

- Lerne deinen unbewussten inneren Dialog kennen, der beständig im Hintergrund läuft.
- Richte in den nächsten Tagen deine Aufmerksamkeit auf die Worte und Botschaften, die du dir selbst im Hinblick auf die Geburt gibst. Vielleicht kannst du dir vorstellen, dass eine starke, wissende Ur-Frau dich innerlich auf diesem Weg begleitet und bestens unterstützt.
- Wann immer ein negativer Gedankenstrom und damit verbundene Gefühle laufen, macht sie dich darauf aufmerksam und lenkt deine Gedanken mit freundlichen, aufbauenden Worten wieder in eine stärkende Haltung, die deinen GebärCode, deine Überzeugung aktiviert: Ja, ich bin dafür geschaffen und ich schaffe das!
- Finde im Äußeren auch eine Figur, ein Bild oder Symbol oder Schmuckstück, das dich bei dieser Übeung unterstüzt.

Angstfreiheit führt zur Schmerztoleranz

> *Alles in unserem Leben – von der Heilung von Krankheit über unsere Lebenserwartung bis zum Erfolg in unserer Arbeit und Beziehungen –, alles was wir als »Leben« erfahren, steht in direkter Verbindung mit dem, wovon wir überzeugt sind.*
> Gregg Braden[32]

Die gute Nachricht zuerst: Angst und Schmerzen entstehen im Kopf. Sie werden im Gehirn verarbeitet und können wunderbarerweise auch hier reguliert werden. Auch du kannst hier mit den angebotenen Übungen einwirken, um dein persönliches Erleben langfristig positiv zu verändern. Doch ist es uns an dieser Stelle wichtig zu vermitteln, dass – auch wenn viele Frauen ihre Geburten frei von Schmerzen erlebt haben – es keine Garantie dafür gibt, dass es so sein wird, nur weil eine Vorbereitung mit HypnoBirthing stattgefunden hat. Wie und warum frau Schmerzen intensiv oder gar nicht erlebt, hängt von zu vielen inneren sowie äußeren Faktoren ab, die alle zu beeinflussen unmöglich sind. Daher ist für uns in der Vorbereitung auf die Geburt nicht Schmerz-, sondern vor allem Angstfreiheit das Ziel. Wenn du nämlich einen guten Umgang mit deinen Ängsten gefunden, sie vielleicht sogar weitestgehend aufgelöst hast, wirst du eine andere Schmerztoleranz bis hin zu Schmerzfreiheit erfahren können.

Hierzu eine Geschichte: Die entscheidende Erfahrung für seine Arbeit, ja sein Lebenswerk, auf dem HypnoBirthing beruht, machte Dr. Grantly Dick-Read, ein junger Frauenarzt, im Jahr 1913 in einem Londoner Armenviertel. Eines Nachts wurde er zu einer Geburt in einer armseligen Hütte gerufen. »Meine Patientin lag da, nur mit Säcken und einem alten schwarzen Rock zugedeckt.« Trotz der Armut und unsäglicher Verhältnisse herrschte in dem Raum eine Atmosphäre stiller Freundlichkeit vor. »Das Kind kam rechtzeitig zur Welt. Es gab keine Aufregung, keinen Lärm. Alles schien nach einem vorbestimmten Plan abgelaufen zu sein. Nur einmal gab es eine ganz kleine Unstimmigkeit, als ich nämlich die Patientin, während der Kopf des Kindes zum Vorschein kam und die Erweiterung des Geburtskanals offensichtlich wurde, dazu bringen wollte, sich von mir die Narkosemaske auf das Gesicht legen und sich etwas Chloroform geben zu lassen. Sie lehnte das Ansinnen ab und weigerte sich bestimmt, aber freundlich, diese Hilfe anzunehmen. Dies war das erste Mal in meiner jungen Praxis, dass ich eine Ablehnung erhielt, wenn ich jemandem Chloroform anbot. Als ich dann etwas später beim Weggehen die Frau fragte, weshalb sie die Maske nicht hatte aufsetzen wollen, antwortete sie zunächst gar nicht. Darauf blickte sie von der alten Frau, die uns geholfen hatte, nach dem Fenster, durch das eben der erste Morgenschein hereinbrach. Erst dann wandte sie sich schüchtern zu mir und sagte: ›Es tat nicht weh. Das sollte es doch auch gar nicht, nicht wahr, Herr Doktor?‹.«[33]

Es gibt in seinem Buch »Mutter werden ohne Schmerz« noch mehrere solche Anekdoten, die deutlich zeigen, wie sehr Erwartung und kulturelle Prägung den Umgang mit Schmerz beeinflussen. Eine Kultur wie die unsere, in der Gebären als eine »Strafe Gottes« gesehen wird, die Geburtsschmerzen für unumgänglich und zur feststehenden Tatsache erklärt und die religiöse sowie medizinische Erklärungsmodelle entwickelt, um diese Sicht zu rechtfertigen und zu bestätigen, trägt im Unterbewusstsein einer Frau dazu bei, dass sie sich vor der Geburt fürchtet.

Mentale Grenzen überwinden

Doch all das sind keine in Stein gemeißelten, unumstößlichen, für jeden Menschen gültigen Wahrheiten. Es sind alte, von Menschen entwickelte Denkmodelle, Theorien, Konzepte, die wiederum von anderen Menschen für wahr gehalten und weitergetragen wurden und zu Prägungen geführt haben, die als unbewusste Glaubenssätze in sehr vielen Frauen wirken (auch in GeburtshelferInnen).

Jedoch nicht in allen. Es gibt sehr viele Geburtsgeschichten von Frauen, die ihre Geburtserfahrung als leicht, von schmerzarm bis hin zu schmerzfrei beschreiben. Manche haben sogar Orgasmen erlebt, während sie ihre Kinder zur Welt brachten. Ina May Gaskin spricht davon[34], dass laut einer Umfrage, die sie in diesem Zusammenhang gemacht hat, 21 Prozent der befragten Frauen von einem Orgasmus berichteten. Davon wird nicht so viel erzählt, rüttelt es doch an den alten Dogmen über den Geburtsschmerz und seinen angeblichen Sinn.

Was macht nun den Unterschied, wo wir doch alle gleich gebaut sind, von einigen seltenen Abweichungen einmal abgesehen? In den wenigsten Fällen ist es ein nicht richtig funktionierender Körper. Es sind, wie schon erwähnt, die kulturelle Prägung, persönliche Glaubenssätze, Vorstellungen über die Geburt, die innere Einstellung, die Erziehung, Lebensumstände, die Situation in der Partnerschaft, wie die eigene Mutter über die Geburt gesprochen hat, die persönliche Geburtserfahrung. Also all das, was in unserem Unterbewusstsein abgespeichert ist. Aber auch der Kontakt, der Umgang, die Sprache sowie die – unbewusste – Haltung des Partners und des medizinischen Personals, die Situation im äußeren GeburtsRaum haben einen sehr großen Einfluss darauf, wie wir Geburt erfahren, und damit auf das Geburtsgeschehen selbst.

Wenn du dir Geburt als schlimm, Angst machend, schmerzhaft und dergleichen mehr vorstellst oder sie aufgrund bereits gemachter Erfahrungen als solche abgespeichert hast, hat das eine direkte Auswirkung auf die Geburt deines Kindes. Angst, auch unbewusste, führt dazu, dass sich die Muskulatur zusammenzieht. Anspannung schmerzt, Schmerz macht Angst, Angst verspannt noch mehr. Und damit wären wir dann im Angst-Spannung-Schmerz-Kreislauf, wie Dr. Grantly Dick-Read ihn genannt hat.

»Die neue Einstellung zum Geburtsschmerz wird nicht durch Medikamente erreicht, sondern durch Unterricht.« Diese Erkenntnis hatte auch der ostdeutsche Arzt und Autor Dr. Heinrich Brückner und weist bereits in seinem Buch *Ein Kind wird erwartet* 1980 darauf hin. Der renommierte Wiener Gynäkologe Prof. Dr. Alfred Rockenschaub sagt dazu: »Die Geburt ist eine mühevolle Arbeit, die aber durchwegs gut vonstattengeht, wenn es gelingt, der Gebärenden den Vorgang der Geburt, vor allem wie einfach alles von der Natur konzipiert ist, klarzumachen. Mit anderen Worten, Geburtshilfe ist ein Lehrproblem, ein Problem der Didaktik. Es geht vor allem darum, der Schwangeren und Gebärenden alles, was ihr und nur ihr jetzt widerfährt und widerfahren kann und was sie und nur sie dazu tun soll und kann, so einfach zu erklären, dass es ihr selbstverständlich wird. Wenn dies gelingt, ist auch das Schmerzproblem gelöst.«[35]

Daher ist es uns wichtig, dir zu zeigen, dass du durchaus einen maßgeblichen Einfluss auf die Intensität der Schmerzempfindung nehmen kannst: Sobald du die Überzeugung gefunden hast, dass dein Körper weiß, wie Geburt geht, sobald du im Vertrauen in dich und deine Umstände bist, sobald du dich von deinem Partner unterstützt weißt und fühlst: »Dafür bin ich als Frau geschaffen und ich schaffe das!«, kannst du dich vor Außeneinflüssen schützen und gewinnst eine ungeahnte Schmerztoleranz.

Geburtsbericht

» … Ich habe während der Geburt die ganze Zeit auf stärkere Schmerzen gewartet. Die Schmerzen, die ich hatte, waren sehr gut auszuhalten. Ich kann nicht sagen, dass ich keine hatte. Auf einer Schmerzskala von 1 bis 10 vielleicht eine 5 oder 6. Die eigentliche Stunde der Geburt habe ich als sehr konzentriert, sehr intensiv erlebt. Wahnsinnig toll. Ich wollte es am liebsten sofort noch einmal erleben. Auch jetzt, wo ich schreibe, würde ich es am liebsten noch einmal erleben. Genau so …« (K. D.)

Das Schmerzhemmsystem – dein innerer Helfer

Abgesehen davon, dass du selbst Einfluss auf dein Schmerzempfinden nehmen kannst, hast du auch einen unglaublich starken, inneren Helfer, den du zur Regulation deines Schmerzerlebens aktivieren kannst: dein körpereigenes Schmerzhemmsystem.

Schmerzen sind ein sehr interessantes, weil scheinbar paradoxes Körperphänomen. Sie sind zum einen real, denn sie sind das physische Alarmsystem des Körpers. Sie sind ein Hilferuf, dass etwas nicht stimmt, dass etwas aus dem Gleichgewicht geraten ist; somit sind sie wichtige Botschafter des Organismus. Um sich zu schützen, reagiert er auf Störungen mit sogenannten Schmerzfühlern, die sich in Haut, Knochen, Gelenken und den Organen befinden. Aktiviert durch Wärme- oder Kältereize, durch giftige chemische oder bakterielle »Eindringlinge«, schlagen diese Schmerzfühler über die Nervenbahnen Alarm und transportieren das Signal an das Gehirn weiter. Erst hier werden die Schmerzen bewusst wahrgenommen und verspürt. Das bedeutet: Schmerz ist sehr vereinfacht ausgedrückt eine Wahrnehmung, die im Gehirn entsteht.

Daher sind Schmerzen ebenso nicht real, denn je nach Gedanken hierüber, persönlicher Einstellung und Erwartung kann die Wahrnehmung dieser Reize so stark beeinflusst und gesteuert werden, dass sie gar nicht als Schmerz wahrgenommen werden. Siehe die Anekdote von Dr. Dick-Read oder auch Berichte von Fakiren, die sich in Trance Körperteile durchstechen können. Obwohl wir sehen, dass sie vor unseren Augen beispielsweise ihre Zunge oder Wange durchbohren, blutet diese nicht. Sie gehen und stehen entspannt und scheinen keinerlei Schmerzen zu empfinden. Durch ihre innere Haltung – sie nehmen an einer in ihrer Kultur hoch geschätzten, rituellen Handlung teil – viel Übung und dem Erlangen eines tiefen Trancezustandes gelingt es ihnen, vereinfacht ausgedrückt, ihr Schmerzzentrum ab- und dafür das Schmerzhemmsystem anzuschalten. Durch die Trance aktivieren sie Endorphine, »Glückshormone«. Diese sind Teil der körpereigenen, den Schmerz hemmenden Botenstoffe, von denen eines, das Dynorphin, sogar 200-mal stärker als Morphium ist. Die neuesten Erkenntnisse aus der Schmerzforschung belegen, dass wir es hier nicht mit Hokuspokus, sondern mit einer natürlichen, in jedem Menschen liegenden Fähigkeit zu tun haben: Wir können unsere Schmerzwahrnehmung direkt beeinflussen.[36] Aber auch gute Beziehungen, Freunde, aufbauende und nährende Kontakte und liebevolle Berührungen haben einen großen Einfluss auf das individuelle Schmerzerleben. Deshalb ist eine starke, dich unterstützende Geburtsbegleitung so hilfreich.

Den inneren Helfer aktivieren

Das alles heißt: Auch wenn du Schmerzen empfindest, bist du ihnen nicht zwangsläufig ausgeliefert. Du kannst tatsächlich Einfluss darauf nehmen, wie du sie erfährst, indem du deine Aufmerksamkeit auf etwas lenkst, das deinen Geist positiv beschäftigt. Du kannst ganz bewusst die Ausschüttung von Glückshormonen verstärken und damit dein Glückshormondepot anreichern:

- Durch eine bewusste, gelenkte, langsamere Atmung
- Durch positive Visualisierungen
- Durch Meditationen
- Durch Entspannung
- Durch Selbsthypnose
- Durch Selbstfürsorge
- Durch Tanzen, Lachen, Freude haben
- Durch Erwartung des Bestmöglichen
- Durch die Pflege vertrauensvoller Beziehungen
- Durch die Beschäftigung mit aufbauender Literatur, aufbauenden Filmen und Bildern, auch im Zusammenhang mit dem Thema Geburt
- Durch Lenkung deiner Aufmerksamkeit auf das gewünschte Erleben
- Durch die Entwicklung einer positiven Haltung und Gestimmtheit zur Geburt

Je früher du mit den im Buch angebotenen Übungen, Geisteshaltungen und bewusst gelenkten Selbsthypnosen beginnst, desto fester können sich ihre positiven Auswirkungen in dir verankern und zu deinem Körperwissen werden, sich verkörpern. Je ausgeglichener und zuversichtlicher du bist, desto entspannter bist du auch im Alltag über die Geburt hinaus. Das gilt selbstverständlich auch für deinen Partner, der sich mit den gleichen Übungen mit dir gemeinsam auf die Geburt einstimmen kann.

Geburt – die Meisterleistung deines Körpers

Eine Geburt stellt keine Gefahrensituation für deinen Körper dar, auf die du mit Alarm reagieren müsstest. Im Gegenteil: Die Geburt ist ein Geschehen, welches die Grundlage unserer physischen Existenz bildet und den Fortbestand von Leben sichert. Sie ist keine Bedrohung des Körpers, sondern ein auf das Leben ausgerichteter Vorgang, an dessen Ende du dein Kind empfängst. Sozusagen eine biologische Meisterleistung. Nichtsdestotrotz stellt eine Geburt eine enorme körperliche und psychische Herausforderung dar und ist mit keinem anderen physiologischen Geschehen vergleichbar. Deshalb kann sie auch nicht vorher »geübt« werden. Doch die Natur hat vorgesorgt, denn wie schon beschrieben, ist im System jedes weiblichen Säugetiers – und zu diesen zählen auch wir Menschen – der GebärCode angelegt.

Schmerzerleben gehört nicht zwangsläufig zu einer ungestörten, natürlichen Geburt, da schon von Natur aus der Endorphin-Hormonrausch als körpereigenes Schmerzmittel wirkt. Das Wort »Endorphin« ist eine Kreuzung aus »endogen« und »Morphin«, was besagen soll, dass es ein vom Körper selbst hergestelltes Opioid ist.

Es ist nicht wichtig, dich auf das Ziel einer schmerzfreien Geburt zu fokussieren. Auch wenn sie möglich ist und sehr oft vorkommt, ist es sehr viel wichtiger, dass du frei von Angst bist. Wenn du dann Schmerzen wahrnimmst, kannst du einen konstruktiven Umgang mit ihnen finden, sodass du sie weniger stark erleben oder ihnen bestenfalls ganz zustimmen kannst, wie intensiv auch immer du sie empfindest. Bei zu hohen Erwartungen an dich selbst, an ein bestimmtes Erleben, an einen bestimmten Verlauf bauen sich Druck und Spannung in dir auf, und dies stört den Geburtsablauf immens. Auch hier gilt es, Erwartungen, Vorstellungen davon, wie es sich anfühlen sollte, loszulassen.

Eine der wichtigsten Geburtsaffirmationen, die wir anbieten, ist: »Ich bin einverstanden mit jeder Wendung, die die Geburt nehmen wird«. Dieser Satz hat so manchen unserer Eltern in schwierigen Phasen ihrer Geburt geholfen. Er beinhaltet das Okay, dir helfen zu lassen, wenn es alleine nicht mehr geht, oder wenn nötig, auftauchenden Schmerzen oder einem Kaiserschnitt zuzustimmen.

Diese Zustimmung zu dem, was gerade ist, das Ziel der Handshake-Übung, ermöglicht es dir dann, aktiv mit den Empfindungen zu gehen und selbstwirksam, steuerungsfähig sowie selbstbestimmt zu bleiben.

Geburtsbericht

»›Ich bin bereit für jede Wendung, die die Geburt meines Babys nehmen mag!‹ Das ist eine der vielen Affirmationen, die wir/ich in der Geburtsvorbereitung angehört haben; und wie sich im Nachhinein herausgestellt hat, war sie die zentrale Affirmation.« (T. P.)

Die eigenen Grenzen überwinden

Mit der folgenden Übung kannst du die Kraft von Körper und Geist direkt im Zusammenhang mit Schmerzregulation erfahren. Du kannst lernen, dass du mental stark und sehr wohl in der Lage bist, aktiv Einfluss auf dein Schmerzerleben zu nehmen und den Gedanken »Jetzt geht es nicht mehr« zu überwinden. Hilfreich kann es sein, dich selbst ehrlich einzuschätzen, wo du in deinem Schmerzerleben stehst, dann kannst du entsprechend handeln. Bist du eher sensibel und empfindlich (wertfrei!) oder eher »hart im Nehmen«? Welche Gedanken verstärken dein Schmerzerleben? Bei welchen Gedanken oder Ablenkungen nimmt deine Schmerztoleranz zu? Finde es heraus, dann kannst du, vielleicht auch mit den Übungen aus diesem Buch, deine persönliche Strategie entwickeln, um einen Umgang *mit* deinem Schmerzerleben zu finden und nicht unbewusst Widerstand dagegen aufzubauen. Denn Widerstand intensiviert das Schmerzerleben. Je empfindsamer du dich wahrnimmst, desto mehr empfiehlt es sich, Übungen und Trancen zur Steigerung deiner Schmerztoleranz durchzuführen, bei gleichzeitiger Erlaubnis: »Und wenn ich unter der Geburt medikamentöse Unterstützung brauche, gestehe ich sie mir zu!« Das Wichtigste ist, dass du bei deinem Kind bist und dich in der Lage fühlst, den von dir gewählten Weg einer natürlichen Geburt bis zum Ende gehen zu können.

Übung: Adlerschwingen

Diese Übung aus dem Yoga wird dort in der Regel für die Dauer von mindestens acht bis zehn Minuten angeleitet. Du kannst mit drei Minuten anfangen und die Haltung von Übung zu Übung jedes Mal ein klein wenig verlängern. Auf diese Weise stärkst du deinen »Ich schaff das«-Geistesmuskel. **Achtung:** Bei Neigung zu Migräne sehr achtsam vorgehen!

- Setze dich aufrecht hin, die Arme sind waagrecht auf Schulterhöhe, als wärst du eine Adlerin, die ihre Schwingen ausstreckt, um zu fliegen oder ihre Jungen zu schützen.
- Halte die Schultern entspannt und Rücken sowie Kopf gerade und ziehe dein Kinn leicht zur Brust. Deine Daumen zeigen gestreckt in Richtung Decke.
- Verweile in dieser Haltung und achte dabei auf die Streckung der Arme und der Daumen.
- Konzentriere dich auf den Atem und komme immer wieder dorthin zurück, wenn du merkst, dass deine Gedanken dich abgelenkt haben.
- Halte die Arme in der Position.
- Wenn Schmerz auftaucht, kannst du die Wellenatmung sowie alle Techniken und Übungen anwenden, die dir in den Sinn kommen: den Atem lenken, deinen Geist auf ein inneres Bild oder einen Satz oder das Zählen ausgerichtet halten. Verweile so lange in der Position, wie du kannst, mindestens aber drei Minuten.
- Ziel ist es, Kraft deines Durchhaltewillens und durch die Lenkung des Geistes über die Schmerzschwelle hinwegzukommen.
- Je öfter und länger du diese Übung machst, desto schneller gelingt dir die Lenkung.

Neue Assoziationen schaffen

Ein weiteres Hilfsmittel ist, diesem Erleben einen anderen Namen zu geben. Da jede Benennung irgendwann willkürlich getroffen wurde, kann man diese auch bewusst verändern und dem Phänomen Schmerz einen anderen Begriff zuordnen, z. B. Druck oder ihm einen Namen geben, wie z. B. Otto. Damit wird die Assoziationskette, die mit dem Wort Schmerz ausgelöst wird, unterbrochen, was eine Distanz zwischen dir und dem Erleben schafft. Dadurch können sich neue Handlungsspielräume für den Umgang mit der Empfindung ergeben. Schaue mal, was für einen Unterschied es macht, ob du sagst: »Der Schmerz ist da« oder »Otto ist da«.

Von der Angst zur Handlungsfähigkeit

> *Die größten Ängste im Zusammenhang mit der Geburt entstehen, weil die Frau in der Regel nicht weiß, was genau in ihrem Körper geschieht.*
> Prof. Dr. Alfred Rockenschaub

Wann entsteht Angst? Das Erleben von Angstgefühlen hängt sehr davon ab, ob wir uns schwach, ausgeliefert und handlungsunfähig oder stark, sicher und kompetent fühlen, mit den sich uns stellenden Aufgaben umgehen zu können. Anders ausgedrückt: Angst entsteht, wenn im Kopf eine als ungut abgespeicherte Vergangenheit auf die ungewisse Zukunft trifft und der Körper in Erwartung einer Wiederholung der Vergangenheit im Jetzt mit entsprechenden (Angst-) Signalen darauf antwortet. Angst verschließt das Herz, sie macht eng im Kopf und im Körper. Bollywood spielt Drama, und was geschieht dabei im Körper? Angst führt dazu, dass sich die Muskulatur zusammenzieht, sich anspannt – was einen enormen, bei der Geburt völlig unzweckmäßigen Kräfteverbrauch mit sich bringt. Das betrifft ganz besonders jene Muskeln, die den Bauch und vor allem die Geburtswege umschließen und sich eigentlich für die Geburt des Babys öffnen müssen. Anspannung kann die Geburt verzögern und verlängern und dem Baby seinen Weg in die Welt erschweren. Angespannte, verkrampfte Muskeln schmerzen, was wiederum die Angst und Abwehr/Anspannung und damit auch die Muskelverkrampfung verstärkt. Das ist der sogenannte Angst-Spannung-Schmerz-Kreislauf, der ASS-Kreislauf, der die Geburt erschwert.[37]

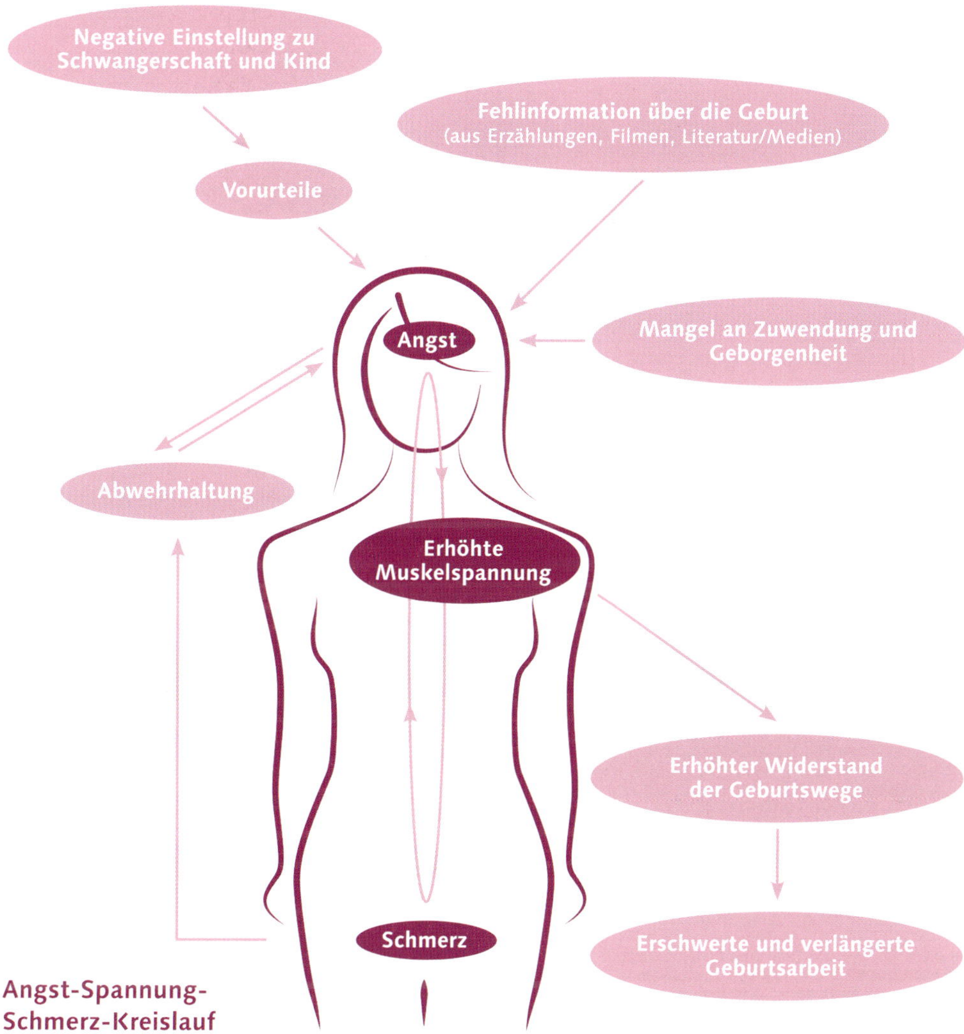

Angst-Spannung-Schmerz-Kreislauf

Übung: Die Angst verstehen lernen

Führe diese Übung am besten durch, wenn du entspannt und ausgeglichen bist. Angst kannst du auch als Botschafterin sehen, die dich auf nicht genug beachtete Bedürfnisse hinweist und dich auffordert, für dich zu sorgen. Die folgenden Fragen sollen dir dabei helfen, einen neuen, dich stärkenden Umgang mit ihr zu entwickeln. Lass dir bei der Beantwortung genügend Zeit, um dich zu spüren und die Antwort aufsteigen zu lassen.

Wovor genau hast du Angst? Welche Botschaft übermittelt sie dir? Wie würdest du dich auf einer Angstskala von 0 bis 10 derzeit einschätzen, wobei 10 »ganz unerträglich, schlimmer geht es nicht mehr« und 0 »super« beziehungsweise »völlig angstfrei« wäre? Woran müsstest du denken, was müsstest du tun, damit du auf der Skala weiter nach oben in Richtung 10 rutschst und deine Angst zunimmt? Wovon müsstest du mehr tun, worüber müsstest du mehr nachdenken, um sie noch mehr zu verstärken, sie noch größer werden zu lassen? Was verändert sich dann in deiner Körperwahrnehmung? In deiner Atmung? Deiner Körperhaltung?

Und nun umgekehrt: Woran müsstest du denken, worauf müsstest du deine Aufmerksamkeit richten, was müsstest du tun, damit du auf der Skala weiter nach unten rutschst, deine Angst weniger wird und deine Stimmung sich hebt? Wovon müsstest du mehr tun, womit müsste sich dein Geist mehr beschäftigen, damit sie schwindet? Was verändert sich dann in deiner Körperwahrnehmung? In deiner Atmung? Deiner Körperhaltung?

Mit den hier gefundenen Antworten hast du schon einen Schlüssel zu deiner Angstregulation.

Unterstützerinnen auf dem Weg

Wenn trotz aller Informationen und Vorbereitungen immer noch Angst vor Schmerzen oder sonstige Ängste einen störenden Raum in dir einnehmen, vielleicht weil du bereits eine ungute Geburtserfahrung gemacht hast, die in dir nachwirkt, dann wäre es vielleicht gut, dir Unterstützung durch eine Vertrauensperson deiner Wahl (Hebamme, Therapeutin, HypnoBirthing-Kursleiterin) zu holen. Manchmal genügen schon ein oder zwei Gespräche, um neue Informationen zu bekommen, durch die du eine neue Perspektive einnehmen oder die störenden Gedankenmuster hinter den Ängsten erkennen kannst. Ein bisschen wie bei dem Märchen vom Rumpelstilzchen: Dieses hatte die Menschen so lange in seiner Macht, bis jemand seinen Namen herausfand und ihn aussprach. Damit war der Bann gebrochen, seine Macht war verflogen und die Menschen waren wieder handlungsfähig.

Angstmuster verändern

Auch mit der folgenden kleinen Übung kannst du aktiv etwas tun, um die alten Angstmuster auszubalancieren, sie sogar auf Dauer zu verändern. Um das Gute in dir zu verstärken, kannst du bewusst und absichtlich über den Tag verteilt immer wieder positive Erfahrungen so in dir abspeichern, dass sie mit der Zeit zu deiner Kraftquelle werden und sogar zu einer optimistischeren Lebenshaltung führen können. Damit eine positive Erfahrung im emotionalen Gedächtnis aufgenommen, also wirklich gefühlt werden kann, musst du sie aber mindestens 5 bis 20 Sekunden im Fokus deiner Aufmerksamkeit halten.

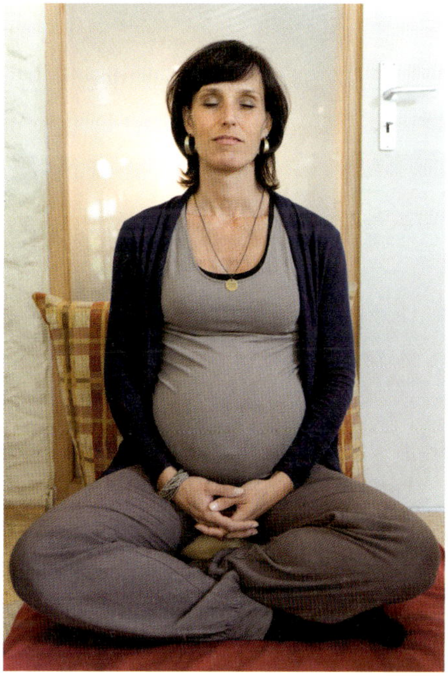

Übung: Dein Schatzkästchen füllen – 20 Sekunden für dich und dein Baby[38]

Mehr Übungen in diesem Zusammenhang findest du in dem Buch *Just 1 Thing* von Rick Hanson.[39]

1. **Eine positive Erfahrung machen …** Richte deine Aufmerksamkeit auf eine positive Erfahrung, die für dich leicht zugänglich ist, an die du dich leicht erinnerst. Das kann auch der Gedanke an einen lieben Menschen sein oder an eine Situation, die dir gutgetan oder Freude bereitet hat. Oder an etwas, das dich im Zusammenhang mit Geburt erfreut. Wichtig: Fühle dich in dieser Erfahrung.

2. **Die Erfahrung in dir anreichern …** Bleibe nun mindestens 5 bis 10, am besten sogar 20 Sekunden bei dieser Erfahrung. Betrachte ihre Qualitäten, erkenne, wo und wie sie dir guttut. Öffne dich ihr ganz, lass sie ganz in dein Bewusstsein eindringen, genieße sie in Gedanken wie Gefühlen.

3. **Sie in dich aufnehmen …** Verinnerliche diese Erfahrung so lange, bis du das Gefühl hast, mit ihr zu verschmelzen. Versuche, ein Bild dafür zu finden (Licht, Farbe, Sternenstaub, Segenswasser oder Ähnliches), das dich durchdringt. Ein Juwel, das in einem Schatzkästchen in deinem Herzen verwahrt wird. Sei dir bewusst, dass diese Erfahrung nun zu deinen Ressourcen gehört, auf die du jederzeit zurückgreifen kannst.

4. **Dich mit dem Positiven verbinden …** Das Auftauchen negativer, störender oder ängstigender Gedanken kannst du im Alltag nicht vermeiden. Aber du kannst nun anders mit ihnen umgehen. Sobald sich Derartiges in den Vordergrund deiner Aufmerksamkeit schiebt, kannst du dies wahrnehmen – was dir durch die Handshake-Übung oder eine andere von dir praktizierte Achtsamkeitsübung immer leichter fällt – und deine Gedanken und Gefühle umgehend auf das Positive in dir umlenken. Damit wird das Alte zum Impulsgeber für die Ausrichtung des Geistes auf die Kraftquelle in dir.

Kurze Momente oft wiederholt!

HB Quick – Umgang mit den inneren Phänomenen

- Angst und Schmerzen entstehen im Kopf.
- Schmerzarme bis schmerzfreie Geburt ist möglich.
- Im Fokus steht allerdings Angstfreiheit.
- Bewusster Umgang mit Angst verändert die Schmerztoleranz.
- Angst verschließt das Herz, sie macht eng im Kopf und im Körper.
- Deine Angst hat eine Botschaft für dich.
- Mit Achtsamkeit und Entspannung kommst du raus aus dem Angst-Spannungs-Schmerz-Kreislauf.
- Geburt kann lustvoll sein.
- Du kannst Einfluss nehmen.
- Du hast ein körpereigenes Schmerzhemmsystem.
- Endorphine sind stärker als Morphium.
- Du kannst die Ausschüttung von Endorphinen ankurbeln.
- Übung macht den Unterschied. Verankere Entspannung in deinem Körper.
- Bringe Abstand zwischen dich und die Empfindung indem du ihr einen Namen gibst, z.B. Otto.
- Lerne deine Ressourcen kennen und fülle dein Schatzkästchen auf.
- Dein Körper weiß wie Geburt geht. Lass ihn machen!

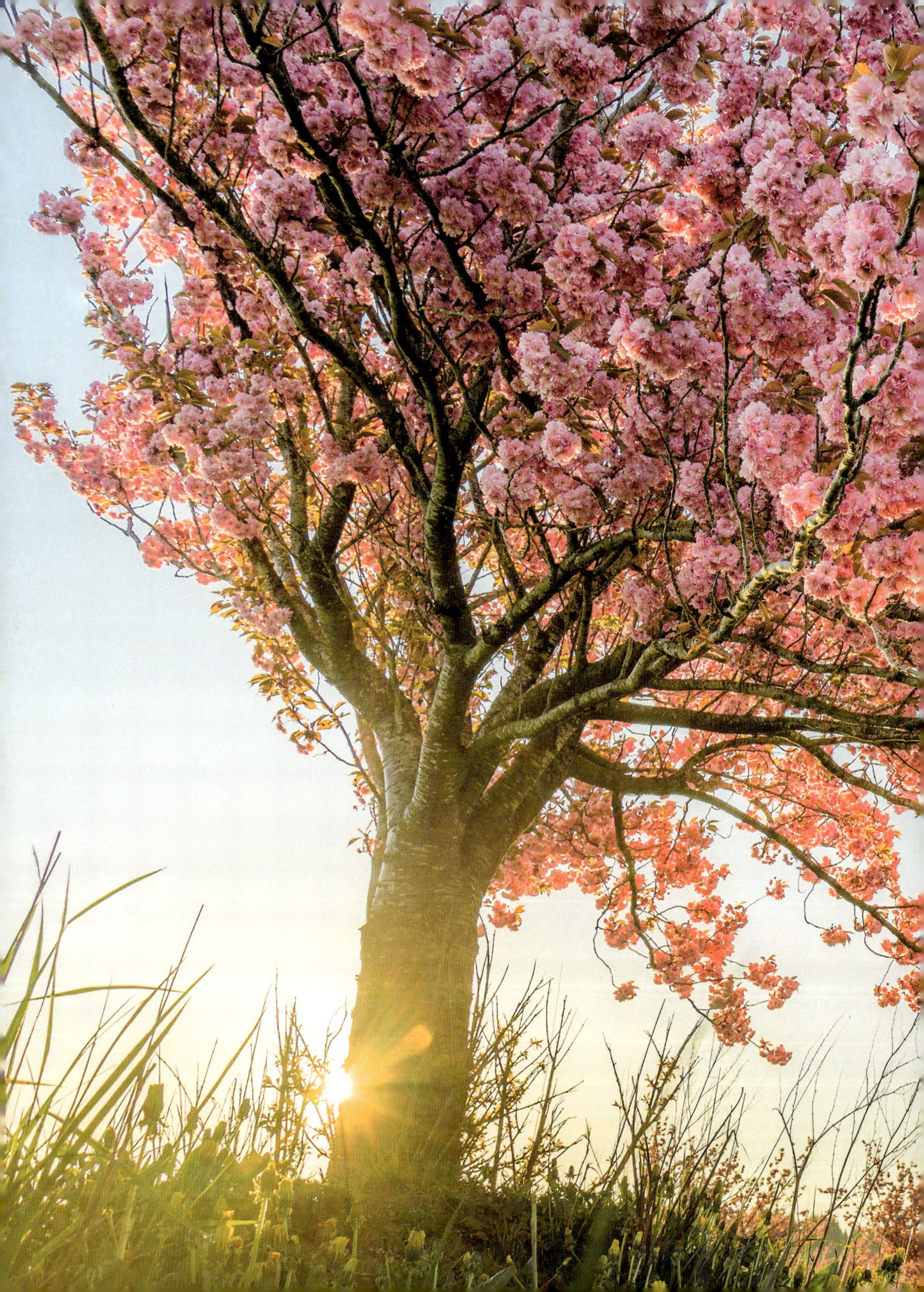

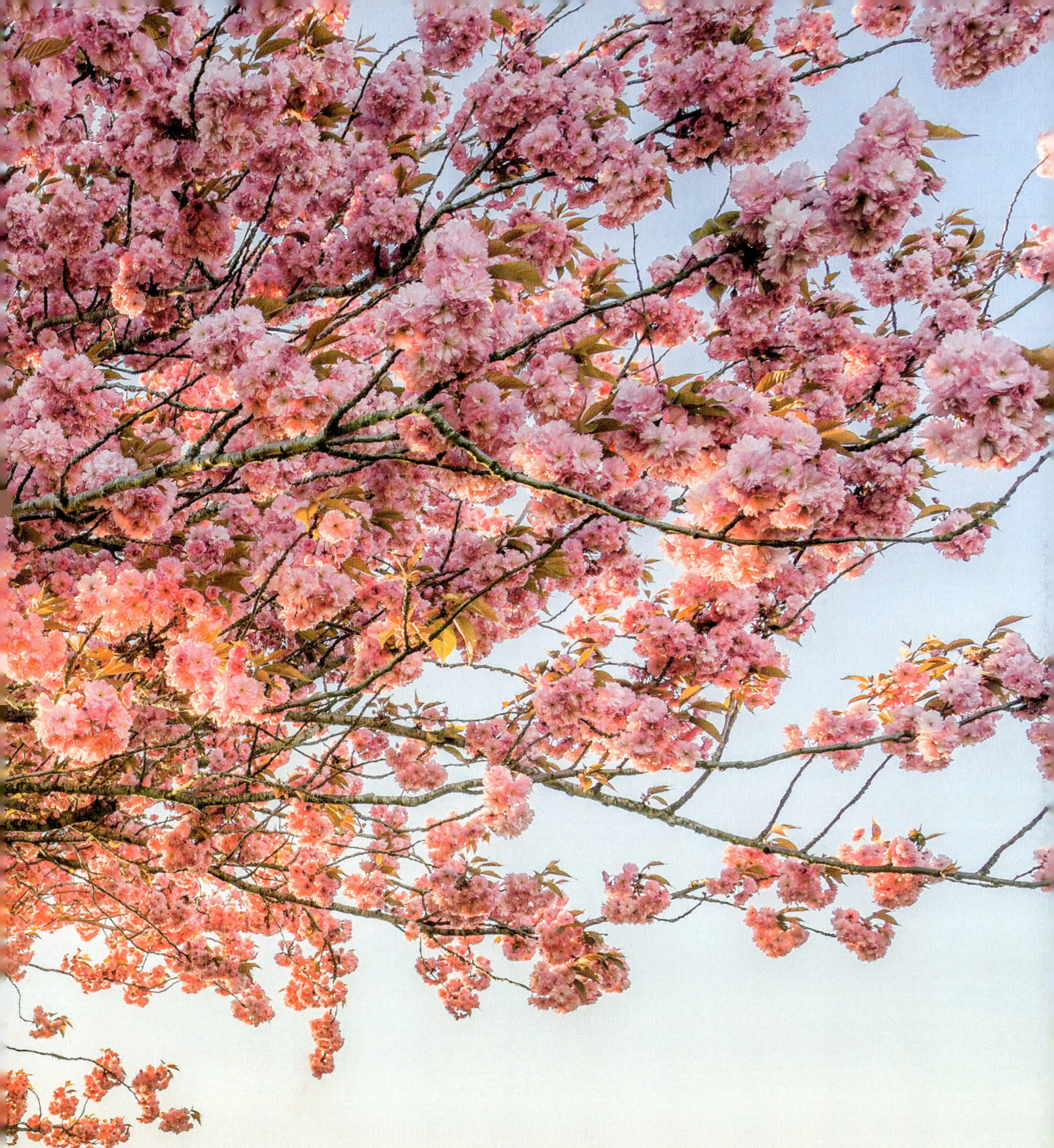

Eine Frau gebärt nicht nur mit dem Körper, sondern auch mit dem Geist [...]. Indem wir in unser Leben diese weibliche Urkraft wieder einfließen lassen, verbinden wir uns mit allen Frauen dieser Erde. Es entsteht auf diese Weise wieder ein magisches Band, das uns stärkt und zusammenhält.

Petra Horni-Dereani[40]

Mit der Kraft des Körpers

Der verborgene Plan – dein GebärCode

Alle Macht kommt von innen.
Hawaiianische Lebensweisheit

Woher wissen Ei und Sperma, was sie zu tun haben, damit neues Leben entsteht? Woher weiß der Körper nach einer Schnittwunde, was zu tun ist, damit diese sich schließt? Wie ist es überhaupt möglich, dass Körperprozesse ablaufen, wie sie ablaufen, und wir trotz Krankheiten oder Unfällen am Leben bleiben? Wie ist es zu erklären, dass schwangere Frauen, die aufgrund einer Erkrankung oder eines Unfalls ins Koma fallen, ihr Kind ohne medizinische Eingriffe gebären können, dass ihr Körper das Kind eigenständig aus sich herausarbeitet? Und das ganz ohne Presskommandos von außen? Die Antwort ist ganz einfach: weil vom Augenblick der Zeugung bis zur Geburt und darüber hinaus alle Informationen, wie Leben entsteht und sich weiterentwickelt, in den Zellen, in der DNA wie Codes angelegt sind. Hochkomplexe, biologische Pläne, Kommunikationsprozesse im Organismus, die sich vor Jahrmillionen entwickelt und so, wie sie sind, bewährt haben, sonst gäbe es uns als Menschen nicht mehr.

Es ist schon viel geforscht und entdeckt worden, doch noch niemandem ist es gelungen, den Code so zu entschlüsseln, dass er den weiblichen Organismus ersetzen kann. Dieser Plan ist immer noch geheim. Und zu diesem Plan gehört auch der in dir angelegte GebärCode. Ein harmonisch aufeinander abgestimmtes Zusammenspiel verschiedener Elemente in deinem Körper – ein Zusammenspiel von Hormonen, Nervensystem, Gebärmutter und Organismus des Babys. Dieses harmonische Zusammenwirken beginnt mit der Zeugung und greift so differenziert ineinander, dass am Ende des Prozesses ganz natürlich die Geburt deines Kindes steht.

Ur-Information des Lebens

Eine weitere Informationsebene des GebärCodes liegt auf der Linie aller Frauen, von denen du abstammst, auf der deiner Mutter, Großmutter, Urgroßmutter und so weiter. Alle diese Frauen haben geboren und dieses Körperwissen jedes Mal in ihrer DNA an die nächste Frau weitergegeben. Du bist die Summe all dieser Geburtserfahrungen. In dir, in deinen Zellen, liegt dieses gesamte Wissen unzähliger Generationen. Stell dir das einmal vor: Jede dieser Frauen steht hinter dir, beginnend mit deiner eigenen Mutter, deine Oma, Uroma und so weiter und so weiter. Wie fühlt sich das an? Dieses Wissen in dir ist intuitiv, archaisch und instinktiv. Zwar nicht beschreibbar – aber fühlbar. Es ist die Ur-Information des Lebens schlechthin.

Auch was genau den Impuls zur Geburt gibt, bleibt immer noch rätselhaft. Eine Theorie geht davon aus, dass, sobald die Lunge des Babys reif ist, auf deren Oberfläche bestimmte Eiweiße gebildet werden, die in den mütterlichen Blutkreislauf gelangen und damit den GebärCode aktivieren. Über die Ausschüttung eines hochkomplexen Hormoncocktails wird die Gebärmutter angeleitet, mit ihrer Arbeit zu beginnen. Am besten kann sie das, wenn sie ungestört ist und Zeit hat, gemeinsam mit dem Baby in ihrem Rhythmus zu arbeiten. Deine Aufgabe ist es, in deinem inneren GebärRaum zu sein, mithilfe positiver Bilder deinen Geist ausgerichtet – und damit beschäftigt – zu halten, entspannt zu bleiben, loszulassen, tief zu atmen, damit dein Körper und dein Baby genug Sauerstoff bekommen, dich ausreichend zu bewegen, auf die Signale deines Körpers zu hören und ganz besonders mit deinem Kind in Kontakt zu sein. Den großen Rest – die eigentliche Geburtsarbeit – macht dein Körper ganz allein, denn er weiß, wie es geht: Der GebärCode ist aktiv. Wie bereits erwähnt, können auch Frauen, die im Koma liegen, gebären. Der Teil ihres Gehirns, der für die Denkprozesse zuständig ist, ist nicht mit unter Umständen Angst machenden Gedanken beschäftigt. Sie können auch nicht durch äußere Einflüsse wie Kommentare von medizinischem Personal und Ähnliches abgelenkt werden; der Angst-Spannung-Schmerz-Kreislauf kommt nicht in Gang, und der Körper kann somit die Geburt ungestört vollziehen.

Laut Pränatalforschung wird alles, was während der Zeit im Mutterleib und der Geburt erfahren wurde, im Zellgedächtnis gespeichert und hat Einfluss auf Gesundheit, Psyche, Gefühlswelt und bei Frauen auch darauf, wie sie auf die Geburt ihres Kindes zugehen. Wir nennen diese im Zellgedächtnis verankerte Erinnerung an den eigenen Geburtsprozess den GeburtsCode.

Alles hängt zusammen

> *Erkenne, was sich in deinem Blickfeld befindet,*
> *und das Verborgene wird offensichtlich werden.*
> Aus der Nag-Hammadi-Bibliothek[41]

Alle Übungen, die in diesem Buch beschrieben sind, funktionieren selbst dann, wenn du kein Hintergrundwissen über ihre Wirkungsweise besitzt. Andererseits hilft es dir vielleicht, deine Motivation für die Übungen zu stärken, wenn du verstehst, wie die Zusammenhänge zwischen den angebotenen Methoden, der Physiologie unseres Körpers und unserem Geist sind.

Die Gebärmutter

Die Gebärmutter ist ein Hohlorgan, ein großer Muskel, der aus drei Schichten besteht. Dabei ist das Zusammenziehen, die Kontraktion, die einzige Bewegung, die Muskeln vollziehen können. Das bedeutet auch, dass sich die Muskeln in der Richtung verkürzen, in die sie sich zusammenziehen.

In der äußeren Schicht verlaufen die Muskelfasern längs von oben nach unten. Die Muskelfasern der inneren Schicht sind ringförmig angeordnet und verdichten sich zum Muttermund hin so, dass sie während der Schwangerschaft die Gebärmutter fest verschlossen halten – die typische Aufgabe für einen Schließ- oder Ringmuskel, wozu auch Blase und After gehören. Beginnt die Geburt, muss diese Muskulatur sich öffnen; sie muss loslassen, um das Baby freizugeben. Die Kontraktionen, die Wellenbewegungen der äußeren, längsfaserigen

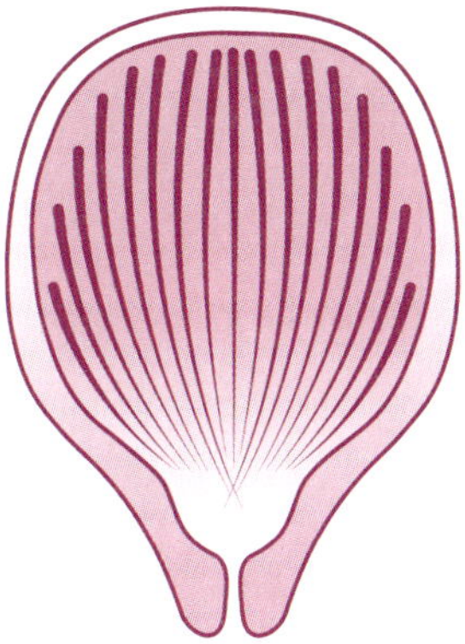

Uterus – äußere Schicht
längs von oben nach unten angelegte Muskelfasern

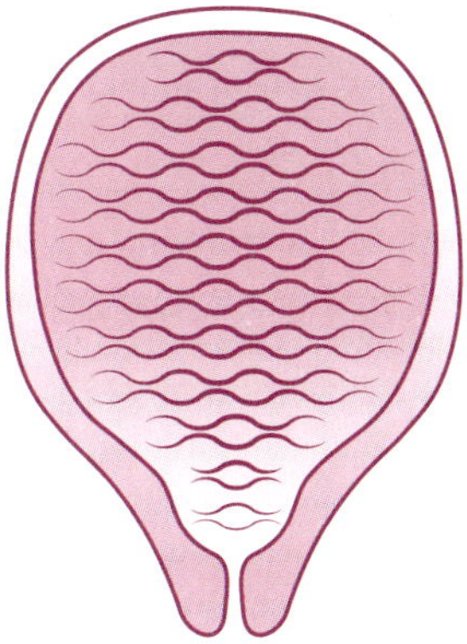

Uterus – mittlere Schicht
ungerichtete Muskelfasern, dient vor allem der Blutversorgung

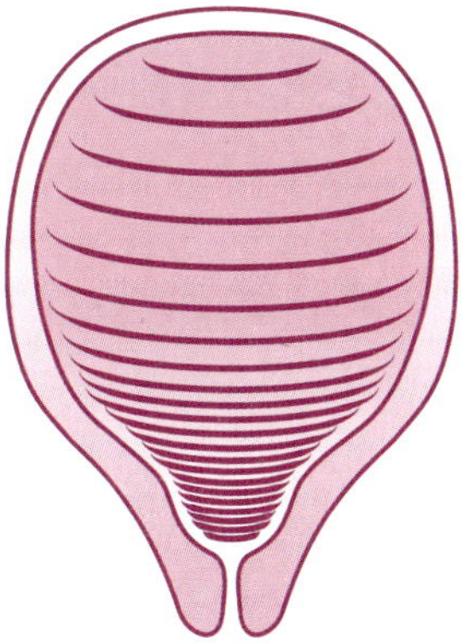

Uterus – innere Schicht
ringförmig angelegte Muskelfasern, (Ringmuskulatur)

Muskeln sorgen jetzt dafür, dass sich die Gebärmutter verkürzt, dass sich der Muttermund öffnet und das Kind nach außen geschoben wird. Es gilt im Sinne einer guten Geburt, diesen Vorgang soweit wie möglich durch mentale und körperliche Entspannung zu unterstützen und ihn nicht zu stören. Und je entspannter die Ringmuskulatur ist, desto leichter geht er vonstatten. Hier ist die gute Nachricht: Die Dehnung durch das Köpfchen des Kindes ist von der Natur vorgesehen; die Gewebefasern müssen sich lediglich lockern und entfalten, um den Weg freizugeben.[42] Es ist als würdest du einen weichen Rollkragenpulli über den Kopf ziehen.

Die mittlere Schicht der Gebärmutter dient vor allem der Versorgung mit Blut und Nährstoffen und gibt nach der Geburt Hormone frei, damit sich die Plazenta, der Mutterkuchen, lösen und ausgeschieden werden kann.

Nervensystem und Hormone

Das Nervensystem ist für die Kommunikation in unserem Körper und dessen Steuerung zuständig. Es gibt Bereiche, die willentlich gesteuert werden können, beispielsweise Armbewegungen oder Kopfdrehungen. Andere Bereiche sind halbautonom: Unsere Atmung etwa können wir absichtlich beschleunigen oder verlangsamen, wir können sie sogar anhalten – zumindest für eine Weile. Irgendwann, nach ein paar Minuten Luftanhalten spätestens, übernimmt aber das autonome Nervensystem die Kontrolle und sorgt über den Atemreflex dafür, dass der Körper wieder mit Sauerstoff versorgt wird, egal, was unser Wille dazu sagt.

Und schließlich gibt es einen Teil des Körpers, das oben erwähnte autonome Nervensystem, das unserem (direkten) Willenseinfluss komplett entzogen ist. So ist es beispielsweise nicht möglich, allein durch direkten Willensanspruch das Herz doppelt so schnell schlagen zu lassen oder unsere Arterien – die in ihrer Wand auch Muskeln besitzen – einfach mal zu verengen. Der Körper reguliert dies alles selbst, angepasst an seine momentanen Bedürfnisse. Auch wenn wir das autonome Nervensystem nicht direkt beeinflussen können, so gibt es doch indirekte Wege, eine Veränderung seines Zustands herbeizuführen.

Sympathikus – Parasympathikus

Das autonome Nervensystem kann man grob in zwei Nervenstränge aufteilen, die als Sympathikus und Parasympathikus bezeichnet werden. Das System des Sympathikus dient dazu, in kürzester Zeit vor allem durch Ausschüttung von Stresshormonen – sogenannten Katecholaminen, von denen das bekannteste Adrenalin ist – Ressourcen im Körper freizusetzen, um mit herausfordernden oder gar gefährlichen Situationen umgehen zu können. Wir bezeichnen ihn deshalb auch manchmal als Aktions- oder Stressraum.

Dieses Notfallprogramm aktiviert der Körper nicht nur bei realen äußeren Gefahren, wenn etwa überraschend ein Tiger aus dem Gebüsch springt oder

Parasympathikus
Ruhe- bzw. Erholungsraum

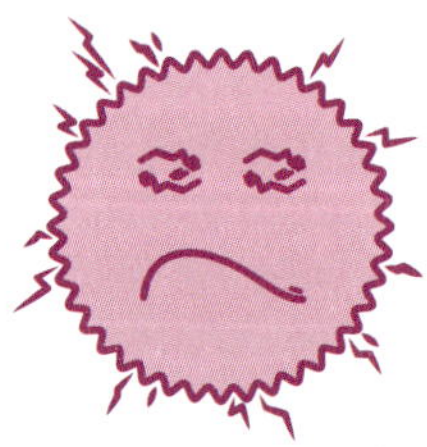

Sympathikus
Aktions- bzw. Stressraum

ein Auto auf uns zurast, sondern auch dann, wenn wir in psychische Bedrängnis geraten, beispielsweise durch Situationen wie in viel zu knapper Zeit eine Aufgabe für den Chef fertigstellen zu müssen. Eine anhaltende oder sich sehr schnell wiederholende Erregung des Sympathikus bezeichnen wir gemeinhin als Stress, und wenn wir uns zu lange in diesem Stressraum aufhalten und unsere Energien über einen langen Zeitraum durch ständige Aktivierung des Sympathikus verausgaben, können wir krank werden oder in einen Zustand geraten, den wir Burnout nennen.

Auf der anderen Seite des autonomen Nervensystems steht der Parasympathikus. Er dient dazu, unsere im Kampf oder Flucht verbrauchten Ressourcen wieder aufzufüllen und Körper sowie Geist wieder in einen Zustand innerer Balance und Harmonie zu bringen. Dazu wird Adrenalin abgebaut und durch Hormone wie Oxytocin und Endorphine – die körpereigenen Glückshormone – ersetzt; Blutdruck und Herzfrequenz werden gesenkt, die Verdauung wird wieder angekurbelt, kurz: Wir regenerieren uns und füllen unseren Regenerations- oder Entspannungsraum. Die einfache Formel dafür lautet: hoher Endorphin- und Oxytocinpegel – niedriger Katecholaminpegel, und umgekehrt.

Hormonwippe

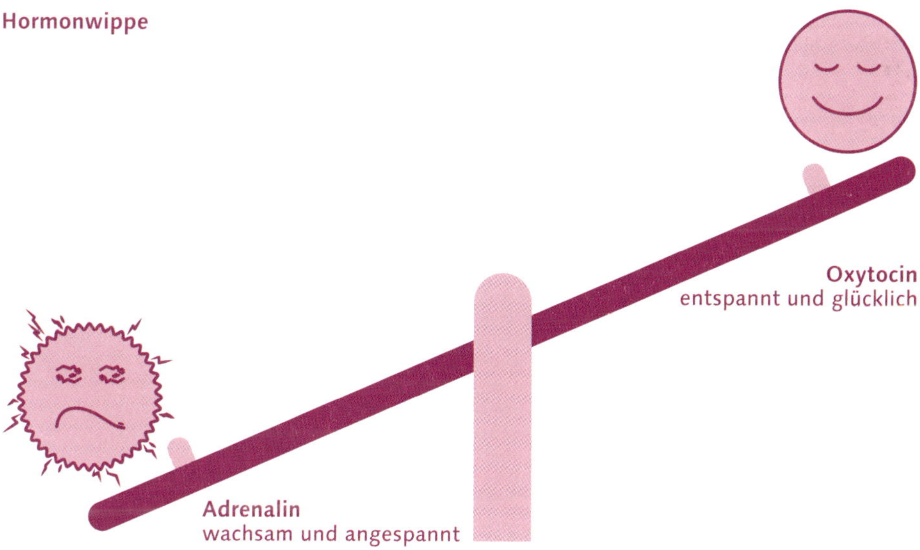

Was im Körper bei Gefahr passiert

Die drei bekannten, typischen Reaktionsmuster, mit denen wir auf (eingebildete und reale) Gefahren reagieren, sind Kampf, Flucht oder Erstarren. Sowohl Flucht als auch Kampf haben gemeinsam, dass der Körper in kürzester Zeit große Blut- und damit Energiemengen in jene Organe verlagert, die zum Kämpfen oder Wegrennen dienen, beispielsweise in die Gliedmaßen. Der Blutdruck steigt ebenso wie die Herzschlagfrequenz. Gleichzeitig werden das Gehirn und die Sinnesorgane besser durchblutet, weil nur ein wacher und aufmerksamer Organismus eine schnelle Reaktion gewährleisten kann.

Diese Verlagerung der Energieressourcen hat aber auch ihren Preis, denn wenn etwas irgendwohin innerhalb eines Systems verschoben wird, muss es von irgendwo weggenommen werden. Und so werden genau jene Organe in der Energieversorgung und Aktivität heruntergefahren, die eben nicht primär zu Verteidigung oder Flucht notwendig sind, etwa die Verdauung oder die Geschlechtsorgane, zu denen auch die Gebärmutter zählt. Daher kann Stress während der Geburt zum Nachlassen der Wellen oder sogar zum völligen Erliegen derselben führen, zu einem sogenannten Wehenstillstand; ebenso kann Stress ein Zusammenziehen der Ringmuskulatur um den Muttermund auslösen. Bereits die Unsicherheit des Ortswechsels von der vertrauten Umgebung zu Hause in die Klinik mit all den fremden Gerüchen, Geräuschen und Menschen kann diesen Reflex zur Folge haben. Hat die Hebamme vielleicht vor der Abfahrt noch einen gut geöffneten Muttermund festgestellt, kann sich dieser dann bei der Erstuntersuchung in der Klinik schon wieder fast geschlossen haben. Das Notfallprogramm der Mutter hat sich aktiviert. Im Prinzip ein guter Körperreflex, denn keine Mutter will ihr Baby gebären, wenn die Gefahr am größten ist. Man weiß zum Beispiel von Frauen, die ihr Kind in Kriegszeiten auf die Welt gebracht haben, dass sich der Muttermund wieder komplett schloss, wenn der Luftalarm losging und sie sich in den Luftschutzbunker retten mussten. Erst wenn sie sich wieder in Sicherheit fühlten und Ruhe hatten, gebaren sie ihr Kind.

Die vier Schlüsselbegriffe für einen guten, natürlichen Geburtsverlauf sind folglich: Sicherheit, Vertrauen, Ruhe und Geduld. In diesem Zustand ist der

Parasympathikus mit all seinen positiven Auswirkungen auf die Geburt aktiv. Und alles, was zu seiner Aktivierung führt, hat auch direkten Einfluss auf jene Zentren im Gehirn, die unmittelbar zur verminderten Schmerzwahrnehmung während der Geburt führen, unter anderem durch Ausschüttung der körpereigenen Endorphine.

Der Stoff, aus dem die Liebe ist

Oxytocin ist unser Glücks- und Liebeshormon. Es wird bei zarten oder angenehmen Berührungen (zum Beispiel »Lite Touch«, siehe S. 157) vor allem aber bei sexueller Erregung in großen Mengen ausgeschüttet und sorgt für die »Schmetterlinge im Bauch«. Während der Geburt fördert es die Kontraktionen der Gebärmutter. Direkt nach der Geburt schwimmen wir geradezu in Oxytocin, was den Bindungsprozess zu dem neuen Menschenkind in unserem Leben enorm fördert. Und Studien der Universität von Kalifornien in Los Angeles[43] belegen, dass Oxytocin zudem eine bedeutsame Rolle bei der Überwindung von Stresssituationen spielt. Wobei wir Frauen wohl besser mit Stress klarkommen sollen als Männer, deren Testosteron die Wirkung von Oxytocin abzuschwächen scheint. Auch beim Baby kommt es zur Ausschüttung von Oxytocin, was nach der Geburt den Kontaktaufbau zur Mutter unterstützt.

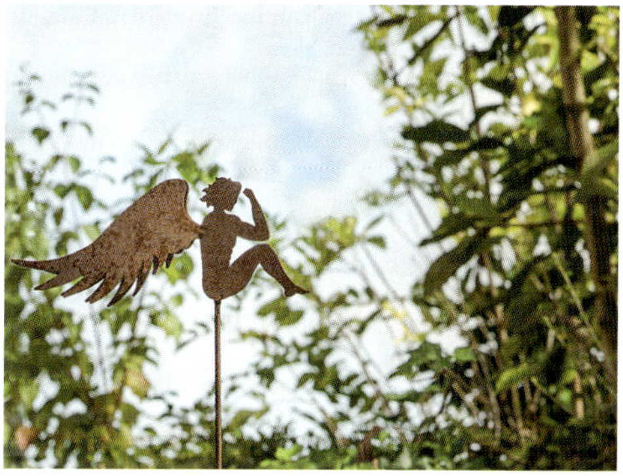

Was fördert die Ausschüttung von Oxytocin während der Geburt? Eigentlich all das, was wir Frauen auch beim Liebesakt brauchen, um uns wirklich hingeben und zum Orgasmus kommen zu können. Das Gefühl von Geborgenheit durch eine sichere Umgebung (oder kannst du beim Sex Zuschauer gebrauchen?), wenn überhaupt diffuses oder gedimmtes Licht, Stille beziehungsweise wenig sprechen, weil Sprache das Denken stimuliert und die Aufmerksamkeit aus dem inneren Kontakt und Erleben ablenkt. Auch das leuchtet ein: Stell dir vor, du bist kurz vor dem Orgasmus und dein Partner fragt dich: »Schatz, was gibt's nachher zu essen?«

HB Quick – Die Physiologie der natürlichen Geburt

- Deinem Körper wohnt ein archaischer selbstständig ablaufender GebärCode inne.
- Das ist dein biologisches Erbe als Frau.
- Die Gebärmutter ist ein Muskelorgan, der Gebärmutterhals arbeitet wie ein Schließmuskel.
- Die gute Nachricht: Jede Dehnung ist schon im Gewebe angelegt, wie bei einem Rollkragen.
- Die vier Schlüsselbegriffe für einen guten, natürlichen Geburtsverlauf sind: Sicherheit, Vertrauen, Ruhe und Geduld.
- Oxytocin, das Glücks- und Bindungshormon, fördert auch die Arbeit der Gebärmutter.
- Oxytocin-Ausschüttung wird angeregt durch Entspannung, liebevolle Berührung, Zugehörigkeit, Geborgenheit, Ruhe, gedämpftes Licht, Tanzen und Singen.

Die HypnoBirthing-Atemtechniken

Den Puls des eigenen Herzens fühlen.
Ruhe im Inneren, Ruhe im Äußeren.
Wieder Atem holen lernen, das ist es.
Christian Morgenstern

Über die Atmung können wir einen maßgeblichen Einfluss auf unser Nervensystem und die Hormonausschüttung und damit auf unser Befinden nehmen. Ganz einfach ausgedrückt: Eine schnelle Atmung aktiviert den Sympathikus, eine langsame den Parasympathikus. Bei Unruhe und in Stresssituationen ist der Atem eher flach und schnell, der Adrenalinpegel steigt. Was während der

Geburt bedeutet, dass weder die für diesen Prozess wichtigen Organe noch das Baby ausreichend mit Sauerstoff versorgt werden.

Mit bewusst langsamem Atmen aktivieren wir hingegen den Parasympathikus und die Ausschüttung von Endorphinen. Ausatmen ist Loslassen. Je langsamer du ausatmest, desto mehr entspannt und beruhigt sich dein gesamter Organismus. Auch das Berühren der Lippen hilft hierbei, weil die Lippen voller Nervenfasern des Parasympathikus sind. Daher rührt vielleicht auch – oder zumindest teilweise – die beruhigende Wirkung von Essen, Nuckeln oder Rauchen.

In der Ruhe liegt deine Kraft – die Ruheatmung

Die Bedeutung des verlängerten Ausatmens für die Entspannung bildet die Grundlage für die erste wichtige Atemtechnik im HypnoBirthing: die Ruheatmung. Wie der Name schon sagt, dient sie zur Entspannung im Alltag und während der Schwangerschaft sowie zur Vorbereitung auf die Selbsthypnose beziehungsweise Trance und dazu, bei der Geburt zwischen den Geburtswellen in die Entspannung zu gehen und Kraft zu schöpfen.

Das Geburtsgeschehen an sich ist ein ständiger Wechsel zwischen Anspannung und Entspannung. Es ist wichtig und macht einen großen Unterschied, wenn du während der Geburt den Fokus auf die Entspannungsphasen zwischen den Wellen legst. Wenn du dich gedanklich von Welle zu Welle bewegst, baust du in dir Spannung auf. Lege stattdessen dein Augenmerk auf die Regeneration und lass die Wellen von alleine kommen. So kannst du die Entspannung mit hinein nehmen in die Welle.

Geburtsbericht

» … Zwischen den Wellen konzentrierte ich mich auf die Ruheatmung, das gab mir einen Rhythmus, einen Halt …« (K. O.)

Anleitung: Ruhe- oder Entspannungsatmung

Du atmest bewusst auf 4 ein, wobei du lediglich ein wenig mehr einatmest, als du es normalerweise tust. Das Ausatmen sollte doppelt so lang sein wie das Einatmen; atme also auf 8 aus. Dein Mund ist geschlossen, deine Kiefer, deine Wangen und Lippen, deine gesamte Gesichtsmuskulatur sollten dabei locker sein.

Während du atmest, liegt deine Zunge weich und entspannt im »Körbchen« (Unterkiefer), die Zungenspitze berührt dabei sanft die obere Zahnreihe, sodass der Rachen offen ist. Achte darauf, dass du tief in den Bauch hineinatmest, nicht in den Brustkorb. Falls dir das Ein- oder Ausatmen zu schnell erscheint, kannst du zur Steuerung und Verlangsamung des Atemstromes den Kehlkopfdeckel wie beim Schnarchen einsetzen, um den Atemfluss je nach Bedarf besser kontrollieren zu können. Sollte dir das Vertiefen der Atmung in den Bauchraum schwerfallen, sollte es sich beispielsweise im Bauchraum eng anfühlen, kann es sein, dass dein Zwerchfell noch verspannt ist. Es wird jedoch mit der Zeit durch achtsames und kontinuierliches Üben lockerer und durchlässiger. Du kannst diese Atmung mit geschlossenen oder offenen Augen durchführen, je nach Situation und wie es sich für dich gerade stimmig anfühlt.

Auch hier gilt wie bei der Handshake-Übung: **Kurze Momente oft wiederholt!** Baue diese Atmung einfach in deinen Tagesablauf ein: wenn dein Handy klingelt, wenn du an der Kasse stehst, wenn du auf eine Datenübertragung wartest, den Abwasch machst, an der Ampel stehst, beim Arzt im Wartezimmer sitzt und so weiter.

Surfen lernen – Die Wellenatmung

Diese Atmung hilft dir, dich in der Verdünnungs- und Öffnungsphase ganz auf deinen Körper zu konzentrieren und mit den Wellenbewegungen zu gehen. Sie hilft dir, dich von der Welle tragen zu lassen, dich ihr hinzugeben, *mit* den Bewegungen der Gebärmutter und *mit* den Bewegungen deines Kindes zu gehen. Sie versorgt deinen Organismus, insbesondere den Beckenraum, sowie dein Kind optimal mit Sauerstoff und unterstützt die Entfaltung und damit Öffnung deines Geburtsweges (Muttermund, Vagina). Durch die Wellenatmung unterstützt du die Aufwärtsbewegung der Gebärmutter, maximierst damit die Wellenbewegung der längs gerichteten Muskulatur und veranlasst diese, die unteren ringförmigen Muskeln wirkungsvoller heranzuziehen und die Gebärmutter zu verkürzen und zu öffnen.

Es geht darum, mit der Einatmung bis zum Höhepunkt der Welle zu gelangen und ihn bestenfalls ein wenig zu überschreiten. Eine Welle dauert in der Eröffnungsphase etwa 30 bis 40 Sekunden. Mit Fortschreiten der Geburt und der Öffnung des Muttermundes werden die Wellen stärker und länger, bis sie zum Schluss, wenn der Muttermund ganz geöffnet ist, bis etwa 80 Sekunden andauern können. Es bedarf der Übung, bis diese Atemweise »verkörpert« und damit leicht abrufbar ist. Frauen, die die Atmung aktiv für ihren Körper einsetzen – z. B. Sportlerinnen, Sängerinnen oder Yoga-Praktizierende – sagen, dass es für sie eher leicht ist. Diese Atmung erfordert zunächst einige Konzentration, doch zusammen mit den Visualisierungen wird sie dir auch später helfen, bei dir und deinem Kind zu bleiben und deinen Geist nicht abschweifen zu lassen.

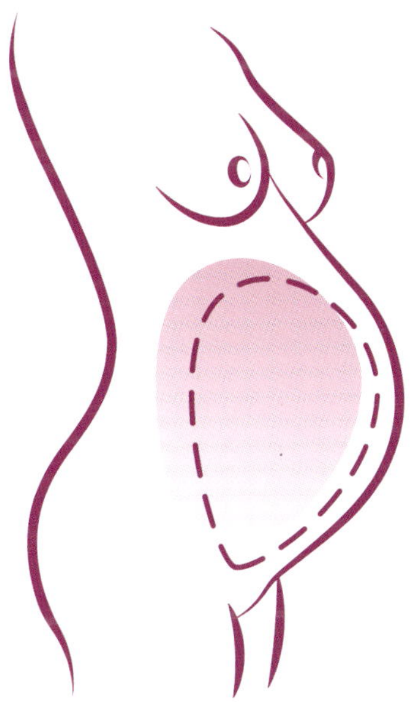

Auch hier kann ein enges Zwerchfell zu Beginn das Einatmen in den Bauchbereich behindern. Mit zunehmender Übung wird sich diese Muskulatur jedoch entspannen und weiten.

Anleitung: Die Wellenatmung

- Setze dich halb aufrecht, mit Kissen unterstützt, hin, sodass deine Muskulatur loslassen kann, dein Körper entspannt und dein Becken offen ist. Halte die Beine nicht über Kreuz. Lass das Gefühl in dir entstehen, dass dein Becken wie eine Wiege oder Schale ist, in der das Baby liegt. Konzentriere dich nur auf diese Schale, nur auf dein Becken.

- Halte auch hier deine Gesichtsmuskulatur entspannt und deinen Kiefer locker. Führe zuerst einige Atemzüge lang die Ruheatmung durch.

- Atme dann vollständig aus und anschließend langsam in den Bauch ein und zähle dabei von 1 bis 22

- Du erweiterst deinen oberen Bauch mit deinem Einatmen.

- Du hebst die noch imaginative Welle, die durch deinen Körper geht, mit an.

- Dein ganzer Körper bleibt locker und entspannt.

- Vermeide kurzes, schnelles Einatmen, halte nicht den Atem an.

- Atme langsam aus, während du wieder von 1 bis 22 zählst.

- Ziel der Übung ist es, die Atemzüge so auszudehnen, dass du bis über den Höhepunkt der Welle hinaus einatmen kannst. Es ist normal, wenn es am Anfang nur bis 10 oder 12 geht. Mit zunehmender Übung steigert sich deine Atemkapazität.

- Bei längeren Wellen wiederholst du die Wellenatmung ein-, zweimal.
- Stell dir vor, dass die ringförmigen Muskeln um den Muttermund ganz weich sind; diese Visualisierung solltest du jedoch erst ab der 36. Schwangerschaftswoche hinzufügen. Stell dir vor, dass sich beim Einatmen dein Bauch wie ein Luftballon mit einer dich entspannenden Farbe füllt und dass beim Ausatmen diese Farbe durch den Geburtsweg, durch die Scheide wieder entweicht. (Du kannst deine Lieblingsfarbe aus der Trance »Mein Regenbogen« dafür nehmen.)
- Oder stell dir vor, dass sich der Geburtsweg wie eine sich öffnende Blüte entfaltet.

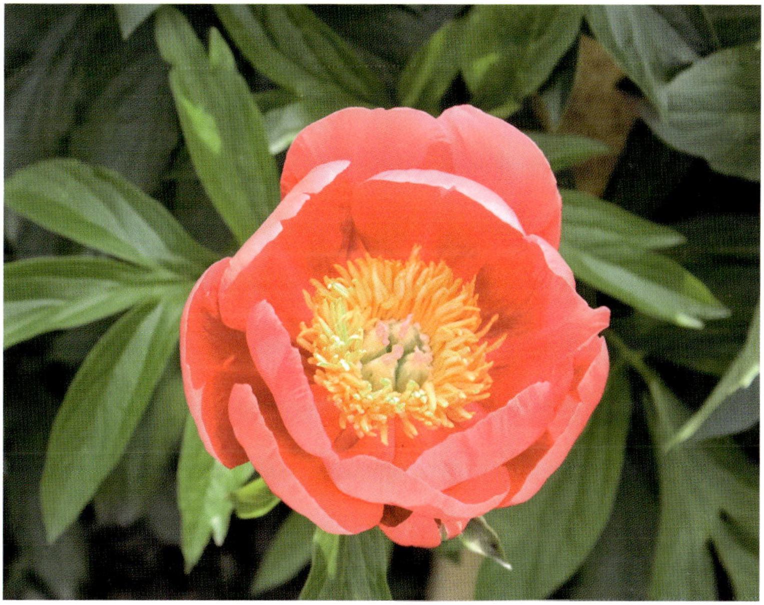

Geburtsberichte

» … auf der Fahrt war die Wellenatmung super hilfreich, ich hatte dadurch keine Schmerzen, nur ein kräftiges Ziehen war zu spüren. Zwischen den Wellen habe ich die Entspannungsatmung genutzt und mich darauf konzentriert, die Bereiche, die gezogen haben, zu entspannen …« (A. H.)

»Besonders gut fand ich es, dass ich mich den Wellen, die durchaus sehr schmerzhaft waren, nicht hilflos ausgeliefert gefühlt habe und Handwerkszeug hatte, wie ich mit ihnen umgehen kann. Ich hatte trainiert, mit den Wellen zu atmen, nicht gegen sie. In Momenten der Angst konnte ich mich selbst oder später mich mein Mann durch bewusstes Atmen beruhigen …« (U. S.)

» … hat mir bewusst gemacht, wie wichtig die Atmung während der Geburt, insbesondere während einer Welle, ist. Darauf habe ich mich konzentriert, und das hat mir bei der Geburt geholfen. Ich habe nicht versucht, mich speziell in eine Entspannung zu bringen. Das war ja eh nie mein Ding. Doch im Verlauf der letzten halben Stunde war mein Mantra im Kopf: 1234–12345678. Vielleicht war das ja meine Entspannung. Zumindest war mein Gehirn beschäftigt.« (M. B.)

Die Geburtsphase

Wenn der Muttermund vollständig geöffnet ist, geht es darum, deinen Körper diesen Kraftakt ungestört vollziehen zu lassen und dein Baby auf seinem Weg hinaus zu unterstützen. Auch diese Phase wird von Frau zu Frau sehr unterschiedlich wahrgenommen. Die eine empfindet einen starken Pressdrang. Die andere berichtet, dass sie eher eine Kraft in ihrem Körper wahrgenommen hat, die durch sie hindurch gegangen ist. Pressen als solches ist nicht zur Geburt nötig, siehe im Tierreich oder bei Frauen, die im Koma gebären. Das Hinausschieben des Kindes ist eine als Geburtsreflex angelegte Funktion im Körper.

Das »Ja« zum Höhepunkt der Geburt – die Geburtsatmung

Um diese Funktion, diesen natürlichen Geburtsreflex, zu unterstützen, hat Marie Mongan die J-Atmung entwickelt. Man könnte sie auch »JA«-Atmung nennen, denn sie stärkt dein »JA« zu dem, was in dir geschieht.

Marie Mongan hat sie J-Atmung genannt, weil beim Hinunteratmen während der Welle der Geburtsweg als ein »J« visualisiert wird, an dessen unterem Ende, also nach dem Bogen, sich der Geburtsausgang, die Vagina, befindet.

Die Wellen, die dein Baby nun aus dir herausführen, sind in ihrer Kraft stärker als die bisherigen. Es ist die absolute Ur-Kraft, die nun in dir wirkt. Je mehr du dich dieser Kraft, dieser starken Bewegung in dir überlassen kannst, desto klarer wirst du spüren können, dass es dein Körper ganz von alleine schafft, dein Kind zu gebären. Je mehr du dich dem Geschehen in dir hingibst, je bedingungsloser du zu diesem Geschehen in dir »Ja« sagen kannst, desto geringer ist der Drang zu pressen.

Die J-Atmung unterstützt dich dabei, mehr *mit* dem Pulsieren in dir, *mit* dem Rhythmus deines Babys zu gehen, ohne Druck im Oberkörper aufzubauen, wie das beim Pressen geschieht. Anders als beim angeleiteten Pressen stellt diese Atmung eine kontinuierliche Sauerstoffzufuhr für dich und dein Kind sicher. Sie unterstützt die Öffnung des Geburtsweges für die Abwärtsbewegung des Babys und spart euch beiden Energie. Außerdem erhöht sie die Wahrscheinlichkeit, dass der Damm intakt bleibt, weil sich das Gewebe des Beckenbodens durch und mit dem Rhythmus der Wellen natürlich entfalten kann, ohne dass ein zusätzlicher, künstlicher Druck hinzugefügt wird.[44]

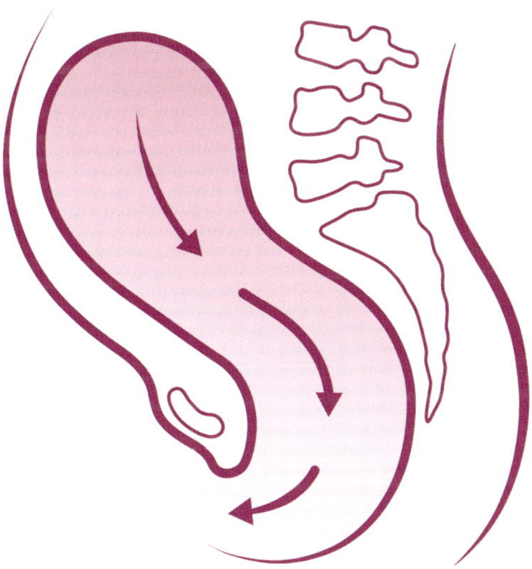

Die J-Atmung – Geburtsatmung

Anleitung: Geburtsatmung oder J-Atmung

- Diese Übung solltest du während der Schwangerschaft nicht oft durchführen und erst ab der 36. Schwangerschaftswoche üben.
- Du wartest, bis du das Anfluten der Geburtswelle spürst.
- Dann nimmst du einen kurzen Atemzug und atmest aus – **mit** der Kraft, die dich durchflutet. Dabei lenkst du diese Kraft, diese Energiewelle wie ein J durch dich hindurch, nach unten und nach vorn in Richtung Vagina.
- Du kannst dir dabei vorstellen, dass dein Geburtsweg wie eine Wasserrutsche ist und dein Baby darauf in die Welt rutscht (siehe Trance »BabyTalk«, S. 181) oder du findest ein Bild von einer sich öffnenden Blüte, einem sich öffnenden Tor, der Öffnung einer Höhle etc., alles was dir das Gefühl von Öffnung und Weite vermittelt.
- Das kannst du während einer Welle mehrfach hintereinander machen.
- Wenn die Welle abebbt, entspannst du und tankst mit der Ruheatmung auf.
- Es ist äußerst wichtig, dass du nur mit der Welle, im Einklang mit dem Rhythmus deines Babys gehst und nicht auf Kommandos von außen.
- Dein Mund ist leicht geöffnet. Lass den Atem jedoch nicht durch den Mund »entrinnen«, sondern leite die Kraft des Atems beim Ausatmen mithilfe des Zwerchfells nach unten.
- Setze den Kehlkopfdeckel ein, um den Atem zu kontrollieren; töne dabei, wenn dir danach ist.
- Die Zungenspitze liegt an der vorderen Zahnreihe, der Zungengrund im »Körbchen«; dies öffnet die Kiefer und damit die Vagina. Die Augen können geschlossen sein.
- Falls du spüren solltest, dass du aktiver mitarbeiten willst, falls du großen Drang hast zu pressen und mit der J-Atmung nicht weiterkommst, dann versuche, durch tiefes Tönen oder die Pferdelippenatmung – langes Prusten beim Ausatmen – Druck abzulassen.

Was du schon vorher üben kannst

Eine Möglichkeit, dieses Prinzip nachzuvollziehen und die Atmung zu üben, hast du beim Stuhlgang. Auch wenn das erst einmal befremdlich klingt: Hier geht es ebenso um das Öffnen eines Schließmuskels, um Entspannung der Ringmuskulatur, um Wellenbewegungen, die etwas hinausbefördern, um Loslassen, ohne Druck auszuüben. Wie schon erwähnt, besitzen wir auch hier eine ringförmig angelegte Muskulatur.

Wenn du auf der Toilette sitzt, entspanne mit einem Ausatmen, nimm den Druck in deinem Darm wahr, atme kurz ein und gib mit deinem Ausatmen einen kleinen Schubs zum Druck hin. Dann lass gleichzeitig einfach alles los. Viele Frauen, die während der Schwangerschaft Eisenpräparate nehmen müssen und dadurch an Verstopfung leiden, empfinden diese Atmung als sehr hilfreich. Und auch Männer können dies üben und davon profitieren! Gleichzeitig ist das stille Örtchen ein guter Platz, um Geduld zu üben mit einem Körperprozess, den wir nicht willentlich steuern können. Hinsetzen, atmen, warten, loslassen – eine gute Übung für die Geburt.

HB Quick – Die Atmung

Langsames, bewusstes Atmen

- versorgt dich und dein Baby gut mit Sauerstoff.
- beruhigt dein Nervensystem und fördert die Entspannung.
- hilft dir, dich auf den Körper zu fokussieren.
- hält dich beschäftigt.
- Während der Eröffnungsphase: Ruheatmung 4 ein / 8 aus
- Während der Wellen: Wellenatmung auf 22 ein / auf 22 aus
- Während der Geburtsphase: Geburts- oder J-Atmung
- Kurze Momente oft wiederholt! Integriere die Atemtechniken in deinen Alltag.

Das Tor zur Welt – der Beckenboden

> *Wie in einer sicheren Wiege liegt dein Baby auf deinem Beckenboden. Sanftes Beckenbodentraining bietet dir die Möglichkeit, ihn bewusst zu aktivieren und gleichzeitig mit deinem Baby in Kontakt zu gehen.*
> Ursula Meschede, Beckenbodentrainerin

In den fernöstlichen Kulturen wird der weibliche Beckenboden als Tor des Lebens angesehen. Er ist der untere, sehr stabile Teil am Tor (Vagina) durch welches dein Baby das Licht der Welt erblickt. Um die Elastizität dieses wichtigen Körperteils in Hinblick auf die Geburt zu unterstützen, kannst du dir von deiner Hebamme Damm-Massagen zeigen lassen. Desweiteren kannst du täglich dafür sorgen, dass deine Gesichtsmuskulatur entspannt ist, denn es besteht eine direkte neuronale Verbindung zwischen Kiefergelenk und Beckenboden. Hierfür kannst du die folgende Übung anwenden.

Übung: Locker und elastisch bleiben

Lege dich entspannt hin. Löse zunächst deine Zunge und lass sie sanft im »Körbchen« (Unterkiefer) ruhen. Atme sanft auf 1 ein und ziehe deinen Beckenboden dabei leicht an. Atme dann langsam mit einem sanften »haaaaa« auf 4 oder 5 aus und spüre, wie du ihn dabei langsam loslässt.

Dann kannst du zur Massage der Kiefergelenke übergehen: Lege Daumen und Zeigefinger unterhalb der Wangenknochen auf die Kiefergelenke, lass die Kiefer locker und knete das Gewebe bis zu den Mundwinkeln hinunter etwa eine halbe Minute lang kräftig durch. Streiche anschließend die Wangenpartie von oben nach unten 10-mal sanft aus. Streiche dann mit der Zunge kräftig über alle Zähne, als ob du eine Schicht Karamell entfernen wolltest: oben außen, unten außen, oben innen, unten innen. Drücke dann die Zunge fest an den oberen Gaumen, löse sie wieder und spüre nach. Und dann bitte lächeln![45]

Lausche deinem Körper

> *Der Körper ist ein Instrument – das Instrument, durch welches wir leben – und ist in der Lage, sehr fein und subtil wahrzunehmen.*
> Marjory Barlow[46]

Probiere bereits zu Hause gemeinsam mit deinem Partner die verschiedenen Geburtspositionen aus und mach dich mit ihnen vertraut, denn so kannst du intuitiv die für dich und dein Baby hilfreichste auswählen. Es ist die Position, in der dein Kind den leichtesten Weg findet, in der deine Atmung erleichtert ist und in der du eine aktive Rolle zur Unterstützung der Geburt spielst. Die aufrechten und halbaufrechten Positionen sind am förderlichsten für die Geburt, da hier die Schwerkraft genutzt wird und sie außerdem der beste Dammschutz sind. Das ist auf dem Rücken liegend nicht gegeben.

Dein Kind arbeitet während der Geburt aktiv mit. Hier ist Flexibilität im Finden und Anpassen deiner Körperhaltung an das Geschehen angesagt. Wenn du dich zu Hause schon damit vertraut gemacht hast, kannst du dich während der Geburt schneller daran erinnern, wie zum Beispiel die folgenden Positionen:

- Abgestützte Seitenlage
- Toilettensitz mit Kissen im Rücken
- Geburtsstuhl (Maya-Hocker)
- Gestützte Hocke (erlaubt viel Nähe zum Geburtsbegleiter, der so gut unterstützen kann)
- Aufrecht stehend oder kniend an Seil oder Tuch hängend
- Geburtswanne

Förderliche Körperhaltungen

Wie ich gehe, so geht es mir und wie es mir geht, so gehe ich.
Gunther Schmidt

Du kannst viel dafür tun, um die für die Geburt optimale Positionierung deines Kindes, die sogenannte »Left Occiput Anterior« (LOA), auf Deutsch: »Linke vordere Hinterhauptslage« zu unterstützen. Hierzu gehört es erst einmal, bestimmte Haltungen *nicht* einzunehmen.

Nicht günstig sind folgende Haltungen vor der Geburt:

- Weiches Sitzen
- Das »Lümmeln« im Sessel oder auf dem Sofa
- Beim Sitzen die Beine übereinander schlagen
- Entengang, also beim Gehen ins Hohlkreuz fallen
- Autositze oder Schalensitze, die diese Haltung unterstützen; daher wenn möglich Autofahrten vermeiden oder dabei ein Kissen in den Rücken legen
- Rückenlage
- Sport, der die Bauchmuskulatur verstärkt

Förderlich sind hingegen folgende Haltungen:

- Aufrechtes Sitzen, etwa auf einem Stuhl mit gerader Lehne, auf einem Pezziball oder einem Kniehocker
- Sich rittlings über eine Stuhllehne nach vorn beugen
- Gehen statt Autofahren
- Schwimmen, besonders Brustschwimmen
- Vierfüßlerstand
- Die »Katze« aus dem Yoga
- Knie-Ellenbogen-Position: Ellenbogen und Unterarme liegen im Vierfüßlerstand auf dem Boden auf
- Auf allen Vieren krabbeln
- Mithilfe eines Kniehockers oder Kissens nach vorn lehnen
- Schlafen auf der linken Seite, dabei das rechte Bein angewinkelt auf ein Kissen legen

Die Eisbärin

Die amerikanische Hebamme Megan Miles[47] hat zur Optimierung der Kindslage einen Bewegungsablauf mit speziellen Körperhaltungen entwickelt, den sogenannten Miles Circuit, den wir hier »Die Eisbärin« nennen. Hierbei wird der große Beckenmuskel gedehnt und der Beckenraum geöffnet. Außerdem wird das Baby vor der Geburt angeregt und unterstützt, sich in Startposition zu drehen und in die ideale LOA-Position zu gehen. »Die Eisbärin« kann aber auch während der Geburt eingesetzt werden, sollten dann Korrekturen nötig sein. Und die Abfolge von Positionen kann helfen, die Geburt in Gang zu bringen, wenn das Baby nur noch einen kleinen Anschubser braucht, damit es sich auf den Weg macht. Während der Geburt können die Positionen eingenommen werden, wenn die Wellen nicht kraftvoller und länger werden, die Geburt stagniert oder die Kindsposition eindeutig nicht LOA ist.

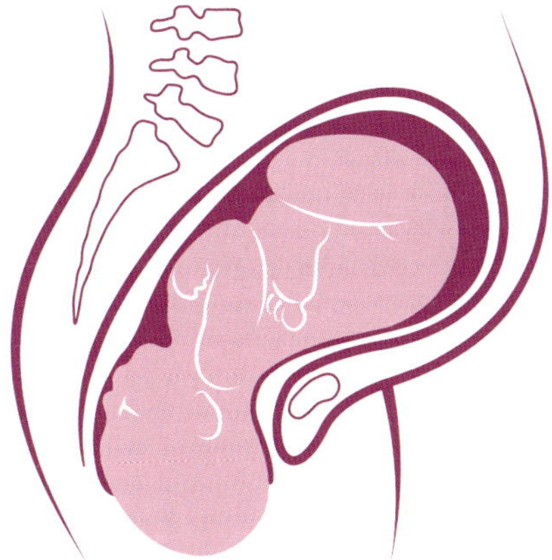

LOA – Optimale Geburtsposition

Die Reihe von Stellungen eignet sich hervorragend, um den Druck auf deinen Rücken zu erleichtern (auch bei Schmerzen im unteren Rücken durch ein nicht gedrehtes Baby) und in der Eröffnungsphase der Geburt sicherzustellen, dass das Baby in die richtige Position geht und du möglichst ruhig und entspannt durch den ersten Teil der Geburt gehen kannst sowie den Geburtsverlauf zu regulieren und zu beschleunigen. Der Ablauf dauert mindestens 90 Minuten, daher solltest du dir hierfür genügend ungestörte Zeit einplanen. Megan Miles empfiehlt normalerweise, um die 37. Schwangerschaftswoche mit dem Üben zu beginnen: zuerst 10 Minuten in jeder Position, dann jeden Tag ein wenig länger, bis du in jeder Position rund 30 Minuten verweilst. Vielleicht kannst du eine zweite Person bitten, dich mit dem sogenannten Rebozo-Tuch zu unterstützen (siehe Seite 114). Sorge hierbei dafür, dass deine Knie weich gepolstert sind. Da diese

Körperhaltung sehr ungewohnt ist, gehe langsam dran und achte immer auf die Rückmeldung deines Körpers und überfordere ihn nicht.

Zum Ende der Schwangerschaft hin sind Muskelkraft und Ausdauer manchmal nicht in Bestform. Daher kann es zu Beginn eine kleine Herausforderung sein, die erste und dritte Position für 30 Minuten zu üben. Je langsamer und achtsamer du übst, desto besser können sich deine Muskulatur und deine Bänder den neuen Stellungen anpassen und ganz geschmeidig werden. Du lernst, was sich für dich richtig anfühlt und zu spüren, wie dein Baby auf die Bewegungen reagiert. Und während Du tiefenentspannt wie eine Eisbärin auf deiner Unterlage liegst, kannst du auch sehr gut eine der Trancen hören.

Die Übungszeit ist eine wunderbare körperliche und emotionale Vorbereitung auf die Geburt und eine Gelegenheit, dich mit deinem Körper und deinem Baby zu verbinden.

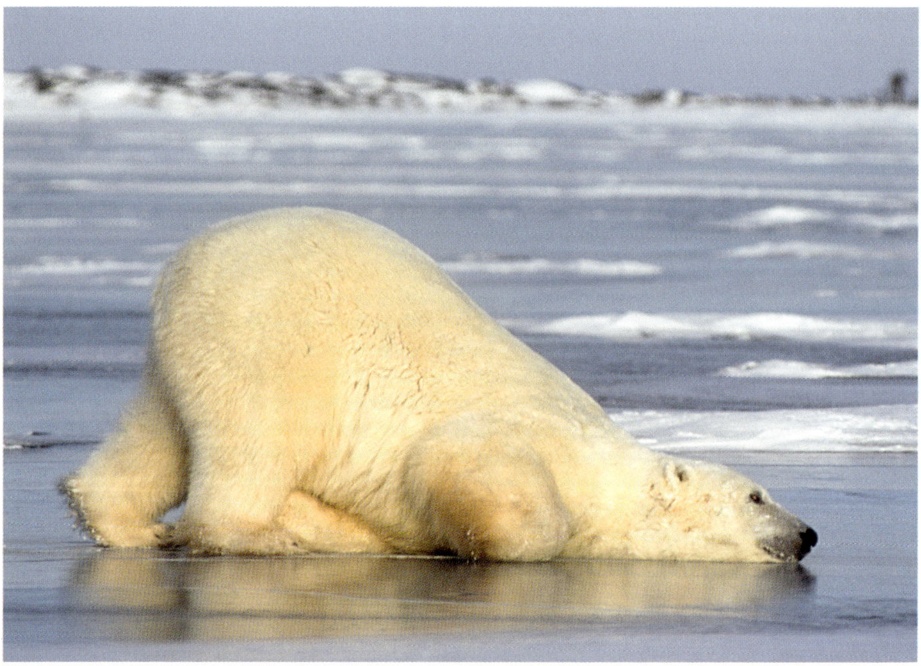

Die Übungen der Eisbärin – Anleitung

Der Ablauf dauert mindestens 90 Minuten – nimm dir also genug Zeit.

- Sorge dafür, dass du ungestört bist und dass du auch mental in deiner Umgebung entspannen kannst.
- Du benötigst jede Menge Kissen für die ersten zwei Positionen, lege diese also bereit.
- Gehe vorher noch einmal auf die Toilette.
- Stell dir ein Getränk bereit, am besten mit einem Strohhalm.
- Lass deine Entspannungsmusik oder Geburtsaffirmationen laufen.
- Nimm auch deinen Lieblingsentspannungsduft hinzu.
- Wenn du Wellen haben solltest, so bleibe auch während dieser immer in der jeweiligen Position.
- Versuche, zwischen den einzelnen Schritten nicht noch andere Positionen einzunehmen.

Position 1 – Offene Knie-Brust-Position (Eisbärin)

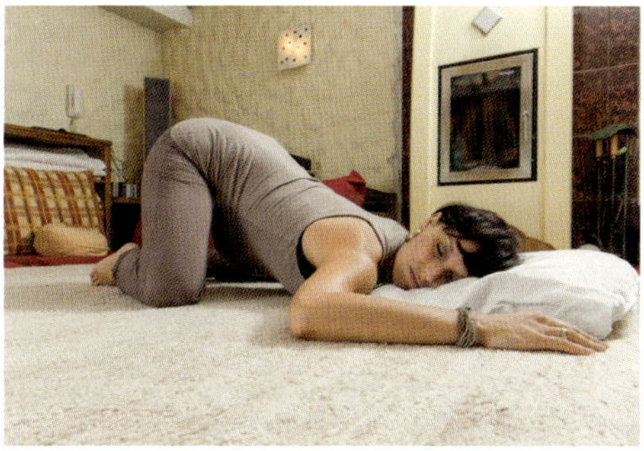

Beginne im Vierfüßlerstand, dann senke dein Kinn so weit du kannst nach unten zum Bett oder Boden hin, und bringe deinen Po so hoch wie du kannst.
Die Knie sollten ziemlich weit auseinander stehen und der Winkel zwischen dem Brustkorb und den Oberschenkeln sollte für dich bequem sein, das ist wichtig, sonst kannst du die Position nicht aushalten.
Mache es dir gemütlich, du kannst Kissen nehmen um dich abzustützen. Und dann nutze die Zeit, dich richtig zu entspannen. Diese Körperlage erlaubt es dem Kind, ein wenig aus dem Becken heraus nach oben zu rutschen und gibt ihm Platz, sich zu drehen, die Kopfposition zu ändern et cetera.
Wenn es dir angenehm ist, kann dir eine zweite Person mit einem Rebozo-Tuch (s. S. 114) unter deinem Bauch mit leichtem Zug helfen, diese Position die angestrebten 30 Minuten lang einzunehmen.

Position 2 – Extreme Seitenlage

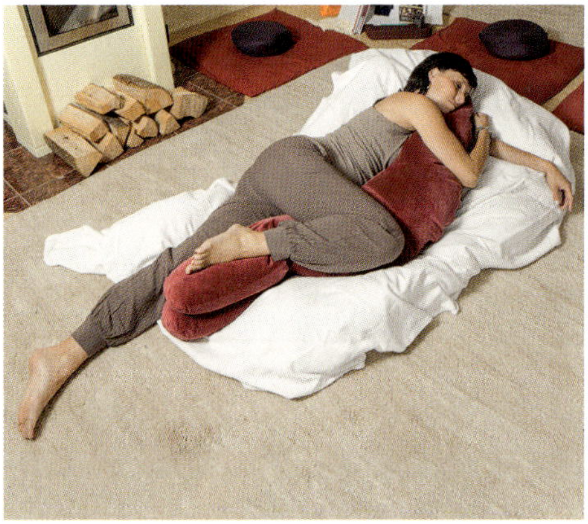

Lege dich auf deine linke Seite, ziehe das oben liegende Bein so weit wie möglich an und lass das unten liegende Bein ausgestreckt.

Rolle dich nun so weit du kannst nach vorn, polstere dich überall gut mit Kissen ab. Sinke in das Bett und entspanne dich noch ein wenig mehr.

Solltest du einschlafen ist das großartig!

Falls nicht, bleibe bitte mindestens eine halbe Stunde so liegen. Versuche, das obere Bein noch weiter zu deinem Kinn zu ziehen und rolle dich soweit es geht auf deinen Bauch.

Position 3 – Bewegung, Bewegung, Bewegung!

Mache eine der folgenden Bewegungen:

- Ausfallschritte
- Seitliches Treppensteigen, 2 Stufen auf einmal (eventuell mit jemandem, der dich sichern kann).
- Tanze Hula oder Bauchtanz.
- Laufe spazieren mit einem Fuß auf dem Bordstein, einem Fuß auf der Straße.
- Sitze auf einem Gymnastikball und mache kreisende Bewegungen.

Tue alles, was deinem Becken hilft, sich zu öffnen. Dafür sind besonders asymmetrische Bewegungen geeignet.

Mache diese Bewegungen mindestens 30 Minuten lang, um deinem Baby die Gelegenheit zu geben, sich zu drehen. Achte darauf, dass du die Bewegungen so ausführst, wie sie sich für dich gut anfühlen.

Bei den Ausfallschritten gilt es jedoch darauf zu achten, dass die Zehen des gebeugten höher liegenden Beines und dein Nabel im rechten Winkel zueinander sind. Mach keinen Ausfallschritt, der über dein Knie hinausgeht, denn das verengt das Becken.

Der Psoas – die unbekannte Kraft in deinem Becken

Die Übungen der Eisbärin wie auch einige Yoga-Übungen helfen, den großen Lendenmuskel, den Psoas zu entspannen, deinem Baby Platz für die Drehung zu schaffen und dein Becken für die Geburt zu öffnen. Da die wenigsten diesen Muskel kennen, er aber für eine natürliche Geburt von großer Bedeutung ist, sei er hier in Kürze vorgestellt. Er liegt in der inneren Mitte deines Körpers und ist für Balance und Ausrichtung des Skeletts und für die Beweglichkeit der Gelenke zuständig. Er hat Auswirkungen auf die Durchblutung, die Organfunktion und die Zwerchfellatmung. Er ist die einzige Verbindung zwischen den Lendenwirbeln und den Beinen, seine Bewegungen massieren bei jedem Schritt die untere Wirbelsäule, die Eingeweide und die inneren Organe. Seine Länge und Beweglichkeit sollen in der Körpermitte Platz schaffen, gleichzeitig hat der Muskel eine bedeutende Schutzfunktion. Der Psoas ermöglicht Flucht oder Kampf; ist das nicht möglich, beugt er den Körper schützend nach vorn.

Eine schlechte Körperhaltung, eine flache Atmung und Stress wirken sich unmittelbar auf seine Beweglichkeit aus. Andauernder Stress führt zu chronischer Verspannung, was zur Verkürzung des Psoas führt; dies wiederum bewirkt eine chronische Muskelspannung im unteren Rücken. In der Schwangerschaft können Schmerzen im Beckengürtel, in den Waden oder im Rücken auf einen verkürzten Psoas beziehungsweise auf Fehlhaltungen, schlechte Alltagsgewohnheiten oder auch auf Ängste hinweisen. Eine der schlechtesten Angewohnheiten in unserem Kulturkreis sei hier noch erwähnt: das Baucheinziehen! Dr. Helga Pohl schreibt hierzu in der Hebammen-Zeitschrift: »Wird der Bauch ständig eingezogen, führt dies zu Verspannungen in der Bauchmuskulatur und im Bindegewebe der Bauchhaut und -unterhaut. Das rächt sich in der Schwangerschaft durch Druck-, Enge- und Spannungsgefühle bis hin zu Schmerzen am gesamten Bauch. Man kann den Bauch nicht mehr locker lassen. Er weitet sich nur unter Schmerzen. Bei der Geburt kann es Komplikationen ge-

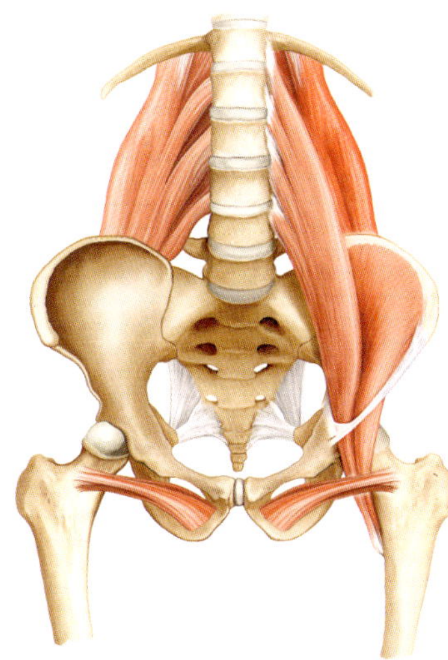

ben, weil Bauch und Zwerchfell sich nur eingeschränkt bewegen können. Die Wehen sind dann oft sehr schmerzhaft, bewirken aber wenig.«[48] Für die Geburt bedeutet ein verspannter Lendenmuskel auch eine Einschränkung der Beweglichkeit für dein Baby, weil dies unter anderem das Tiefertreten des Köpfchens erschwert bis behindert.

Ein starker und entspannter Psoas hingegen gibt inneren Halt, das Gefühl von Stabilität und Sicherheit und damit einen mühelosen Zugang zum Bauchgefühl und zur Intuition, etwa dann, wenn du spüren willst, welche Bewegung oder Position im Augenblick hilfreich ist, um dein Baby zu unterstützen. Solltest du Schmerzen wie oben beschrieben empfinden, hole dir baldmöglichst Unterstützung. Vielleicht kennt deine Hebamme eine Osteopathin oder Körpertherapeutin, die auf dieser Ebene mit dir arbeiten kann.

Das Rebozo-Tuch

»In der traditionellen Arbeit von mexikanischen Hebammen gab es seit jeher nur zwei hauptsächliche Werkzeuge: den Rebozo und die Hände. Der Rebozo mag nur ein Tuch sein, aber in den Händen einer Hebamme wird er zu einem machtvollen Hilfsmittel in der geburtshilflichen Physiologie sowie auch Pathologie.«[49]

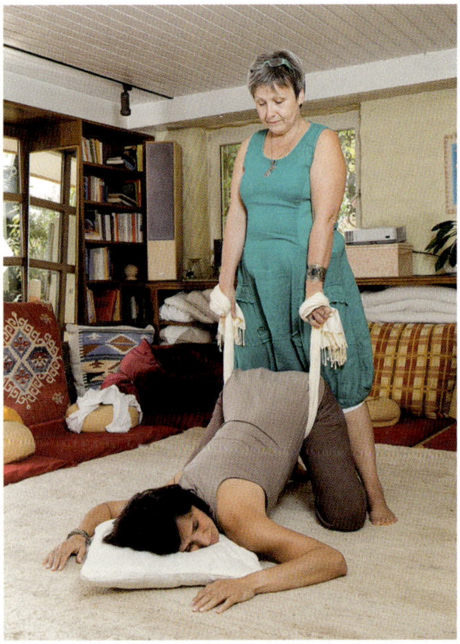

Wir müssen gestehen, wir lieben dieses Tuch. Es ist ein wunderbarer Alleskönner, denn es kann dir helfen, dich zu stabilisieren und zu lockern, deine Lendenwirbel zu massieren, zu entspannen und loszulassen. Die Anwendung eines Rebozo-Tuchs (ca. 2,50 x 0,70 m) stammt wie oben erwähnt aus der traditionellen Arbeit mexikanischer Hebammen. Diese alte Tradition fand ihren Weg über die mexikanischen Einwanderer in die USA; das Tuch findet in den Niederlanden schon rege Anwendung und wird allmählich auch bei uns bekannter. Das Rebozo ähnelt einem Schal und wird von den Mexikanerinnen während der Schwangerschaft über die Geburt und die Rückbildung bis hin zum Tragen ihrer Kinder eingesetzt.

Du kannst es **während der gesamten Schwangerschaft** verwenden,

- um einen Hüftgürtel damit zu binden und deinen Bauch zu stützen.
- um den Beckengürtel zu entspannen und zu entlasten.
- um Beschwerden im Becken und Rückenbereich zu lindern.
- um durch die leichte Vibrationsmassage die Muskulatur zu lockern.
- um die optimale Positionierung des Babys zu fördern.
- um eine Wärmflasche zu fixieren.
- um die Hockeposition (Froschhaltung) zu erleichtern. Dafür muss dein Partner das Tuch halten oder es an einem Türgriff festmachen. Dies stärkt die Beinmuskulatur und öffnet dabei das Becken.

Du kannst es **während der Geburt** einsetzen,

- um dich beziehungsweise deinen Rücken in den Wellenpausen darin zu entspannen.
- um dich während der Anfangsphase der Wellen zu lockern und zu unterstützen.
- um entlastenden Druck auf die Beckenschaufeln und das Kreuzbein auszuüben.
- um eine Massage ohne direkte Berührung zu bekommen.

Du kannst es **nach der Geburt** einsetzen,

- um den Bauch durch eine straffe Umwicklung »zusammenzuhalten«.
- um die Hüftknochen anzunähern, die Knochen also zu »verschließen«.
- um den Beckenboden zu entlasten und die Rückbildung zu unterstützen.

Wenn du im Internet den Begriff »Rebozo« eingibst, findest du viele hilfreiche Beiträge. Leider sind sie alle auf Englisch oder Niederländisch, denn bei unseren Nachbarn gehört das Tuch schon fast zum Standard.

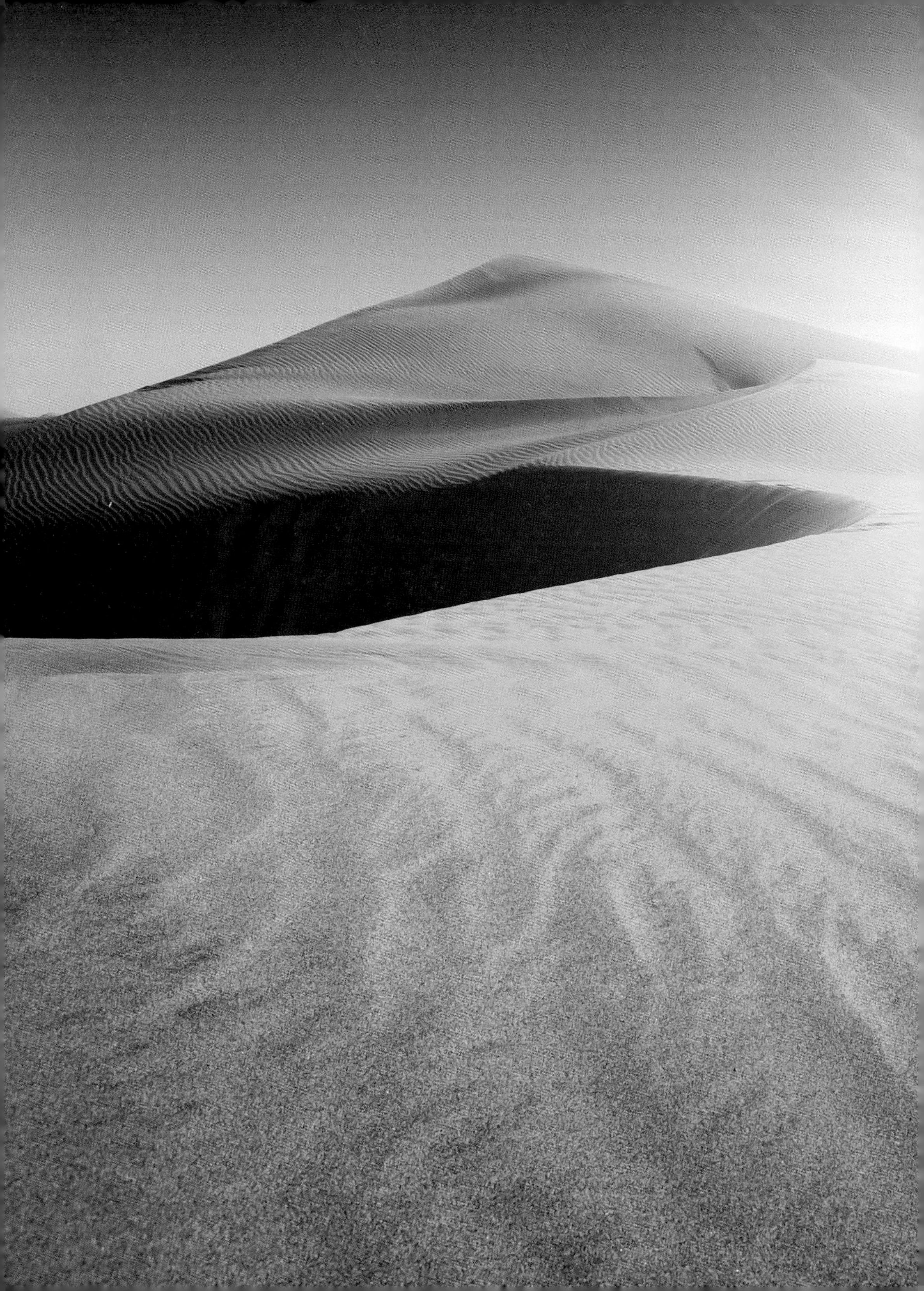

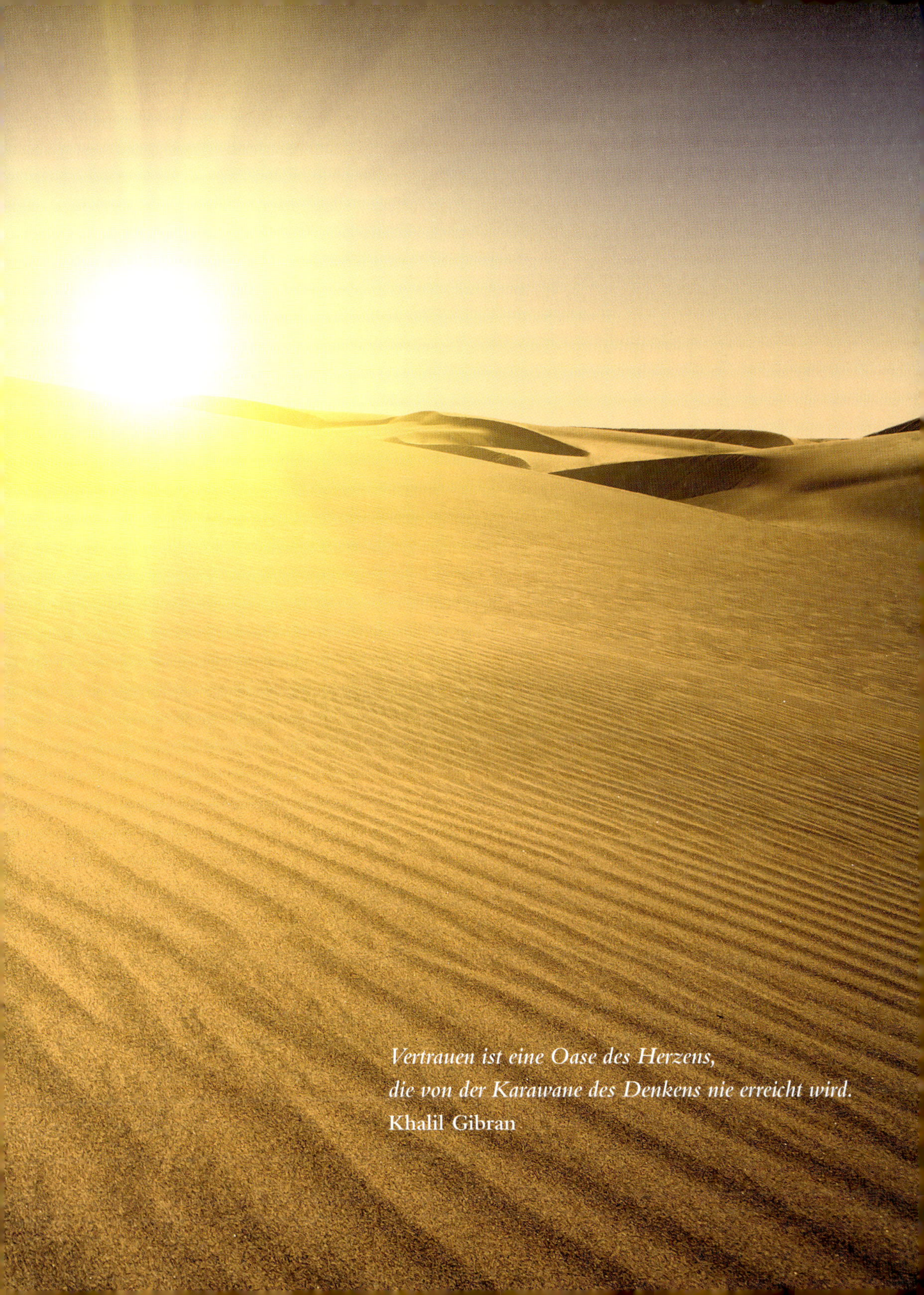

Vertrauen ist eine Oase des Herzens,
die von der Karawane des Denkens nie erreicht wird.
Khalil Gibran

Mit der Kraft des Vertrauens

Vertrauen – das Geschenk an dein Baby

> *Viele Wahrnehmungen, die die Welt des ungeborenen Kindes ausmachen, können das Kind erreichen, weil es von Anfang an auf Empfang eingestellt ist. Es ist von Beginn an auf ›Beziehung‹, ›Kontakt‹ und damit auf ›Lernen‹ ausgerichtet.*
>
> Gerald Hüther & Inge Krens[50]

Vertrauen ist die Grundlage für gesunde menschliche Beziehungen, die Ver-Bindung zu Lebenskraft und Lebensfreude, und sie beginnt im Mutterleib. Je inniger du mit deinem Baby in Verbindung bist, desto stabiler wird eure Bindung. Studien aus der prä- und perinatalen Psychologie weisen darauf hin, dass eine gute Bindung von Mutter und Vater zum ungeborenen Kind die emotionale und psychische Stabilität in der Schwangerschaft fördert und einen stärkenden Einfluss auf die Geburt und die Zeit danach hat. Ebenso fand man heraus, dass Babys aktiv an der Geburt teilnehmen, sich an ihre Geburtserfahrungen erinnern und dass eine gute Bindung mit selteneren Frühgeburten und höherem Geburtsgewicht im Zusammenhang steht. Sie fördert nach der Geburt die Umstellung im Alltag und erleichtert es beiden Elternteilen, sich in ihre neue Lebenssituation einzufinden. Man fand sogar heraus, dass Babys im Tonfall der Muttersprache ihrer Mütter schreien – man vermutet, dass sie so an den Mutterinstinkt appellieren, um versorgt zu werden.

Eine intensive Möglichkeit der Kontaktaufnahme – besonders für Papa und Baby – bietet die Haptonomie, die Lehre von der Berührung.[51]

Mit der Trance »BabyTalk« (zum Downloaden, siehe Anhang) kannst du das Band zwischen euch stärken und deinem Baby Vertrauen für seine Geburt vermitteln.

Je vertrauensvoller du selbst in die Geburt gehst, umso intensiver kannst du deinem Baby das Gefühl von Sicherheit und Vertrauen ins Leben geben. Hierfür kannst du auch mit deinem Partner jetzt schon viel tun. Außer guter Ernährung sowie der Pflege einer positiven Grundstimmung und Achtsamkeit hilft Folgendes:

- Nimm dir Zeit für dich – spüre zum Baby hin.
- Verbringe Zeit mit deinem Partner.
- Übe täglich Entspannung.
- Sing deinem Baby etwas vor, sprich laut oder innerlich zu ihm.
- Höre beruhigende Musik.

Vertrauen – das Geschenk an dich

Ich segne das Jetzt. Ich vertraue auf mich.
Ich erwarte das Beste.
Hawaiianische Lebensweisheit [52]

Vertrauen in den Geburtsverlauf zu haben ist wie dich in einen großen Fluss zu begeben und dich einem Blatt gleich auf dessen Wellen bis zum Ziel tragen zu lassen. Je verbundener du dich mit dem Element Wasser fühlst, je mehr du dich ihm anvertraust, desto sicherer fließt du entlang aller Windungen, durch alle Stromschnellen, alle seichten Stellen, die im Verlauf des Flusses auftauchen. Du lässt alles los, lässt dich treiben, sparst deine Kräfte und kommst sicher und mit Leichtigkeit am Ende der Reise an, während am Ufer hilfreiche Menschen stehen, deine Lotsen, die dich dabei unterstützen.

Wenn ein Kaiserschnitt im Raum steht

Manchmal kann aufgrund einer medizinischen Indikation oder trotz aller Vorbereitungen und Wünsche ein Kaiserschnitt unumgänglich sein. Doch auch hierfür kannst du dich mit den Übungen vorbereiten, denn Selbststärkung, Selbstfürsorge und Vertrauen in dich und deinen Körper sind für eine Kaiserschnittgeburt genauso wichtig wie für eine Vaginalgeburt. Auch für dein Baby. Du kannst es bewusst darauf vorbereiten, dass sein Weg nach draußen anders verlaufen wird als biologisch vorgesehen.

Geburtsbericht

»Auch wenn wir keine natürliche Geburt erleben konnten, war es uns doch möglich gewesen, besonders am Anfang einiges aus dem Kurs anzuwenden. Die Atemtechniken waren hilfreich und auch die Visualisierungen. So konnte unser Baby zumindest eine lange Zeit die Erfahrung machen, von den Wellen massiert zu werden, und wir hatten auch genug Zeit, uns gemeinsam auf den Kaiserschnitt einzustimmen, sodass wir schließlich auch hier das Gefühl von Mitbestimmung hatten.« (B.Z.)

Beckenendlage – auch das geht gut!

Ungefähr um die 36. Schwangerschaftswoche herum begibt sich das Baby mit dem Köpfchen nach unten. In seltenen Fällen, rund drei bis fünf Prozent aller Geburten[53], dreht sich das Baby nicht und »sitzt« am Tag der Geburt noch aufrecht. Allerdings ist es grundsätzlich bis zum Tag der Geburt möglich, dass das Baby sich dreht. Sollte es das bis zur 37. Schwangerschaftswoche immer noch nicht getan haben, kann es durchaus seine Gründe dafür haben.

Du kannst mit deinem Baby in Kontakt gehen und zu ergründen versuchen, warum es – und vielleicht auch du – noch nicht bereit sein könnte. Nur ungefähr die Hälfte aller Babys lässt sich durch ein solch massives Verfahren wie die äußere Wendung davon überzeugen, dass sie Kopf unter in einer besseren Startposition für die Geburt sind. Es gibt auch sanftere Methoden wie Moxibustion, Akupunktur, Yoga-Übungen sowie Hypnose und gezielte Visualisierung. Vertraue ansonsten deinem Baby, wenn es sich partout nicht drehen will; gibt es einen Grund, dann ist es an dir, dich entsprechend entspannt darauf einzustellen. Eine Beckenend- oder Steißlage ist in der Regel kein Hinderungsgrund für eine natürliche Geburt. Erkundige dich, wo dies in deiner Region möglich ist.

Geburtsbericht

»Dank HypnoBirthing konnte ich in der Schwangerschaft eine positive, angstfreie Einstellung zur Geburt und tiefes Vertrauen in meine eigene Kraft als Frau entwickeln. Tatsächlich vermisse ich die täglichen Entspannungsübungen und Affirmationen! Trotz besonderer Kindslage (BEL) und dreitägigem Geburtsverlauf waren wir gelassen und zuversichtlich. Unserem Sohn ging es dank HypnoBirthing-Atmung bestens, und ich konnte auf Schmerzmittel verzichten, loslassen und meinem Körper folgen, der wusste, was zu tun war. Die Geburt unseres gesunden Sohnes selbstbestimmt und ohne medizinische Eingriffe erleben zu dürfen, ist immer noch ein großes Geschenk für uns. Unsere Beziehung hat durch unsere gemeinsame Geburtserfahrung noch mehr an Tiefe und gegenseitigem Vertrauen gewonnen – unverzichtbar, um die Herausforderungen der ersten Wochen als junge Familie zu meistern!« (S. B.-L.)

Gut Ding will Weile haben

Wünsche muss man loslassen, damit sie gehen können – nämlich in Erfüllung.
Gaura Pant, genannt Shivani, indische Autorin

Sieh bitte nicht zu genau auf das Datum. Es ist immer nur eine Schätzung und kann aller technischen Hilfsmittel zum Trotz nicht wirklich berechnet werden.

Der renommierte Dresdner Frauenarzt Prof. Dr. Sven Hildebrandt sagt: »Solange die plazentaren Ressourcen ausreichen, ist eine Einleitung wegen Terminüberschreitung kritisch zu hinterfragen. Warum wird immer noch vom »errechneten Geburtstermin« gesprochen und nicht vom »wahrscheinlichen Geburtszeitraum«? Meine Vision: Wir rotten den Begriff »Geburtstermin« aus und ersetzen ihn durch »Geburtszeitraum«…«[54]

Erfahrene Hebammen raten Müttern dazu, in ihrem Kalender die Zeit zehn Tage vor und zehn Tage nach dem Termin, der im Mutterpass steht, als Geburtszeitraum einzutragen. Das ist sinnvoll, wenn man bedenkt, dass sich nur etwa vier bis fünf Prozent der Babys zum sogenannten ET (errechneten Termin) auf den Weg machen. Daher sei dir geraten, niemandem ein konkretes Datum mitzuteilen, damit kein Erwartungsdruck in dir entsteht, wenn der angesagte Termin überschritten wird. Auch wenn es schwerfällt, solltest du die letzten Tage der Schwangerschaft bewusst genießen und dich am besten mit schönen Dingen ablenken, entspannt sein und dich in Geduld üben.

Wenn sich gar nichts tut, kannst du – bevor von medizinischer Seite aus eingegriffen wird – mit den folgenden Mitteln versuchen, Bewegung in die Sache zu bringen. Bei einer künstlichen Geburtseinleitung steigt das Risiko für Komplikationen durch sogenannte Interventionskaskaden, bei denen eine medizinische Maßnahme gleich die nächste nach sich zieht; eine künstliche Einleitung führt bei einem nicht geburtsbereiten Muttermund zu unnötigem Stress für das Baby.

Was kann helfen?

Frage dich zunächst im Kontakt mit dem Baby: Warum könnte es auch einen Sinn haben, dass sich dein Baby noch nicht auf den Weg gemacht hat? Was braucht es oder was brauchst du noch, um loslassen zu können? Ansonsten hilft:

- Sex: Sperma enthält Hormone (Prostaglandine), die helfen, den Muttermund zu erweichen.
- Küssen, Umarmen, Petting – damit viel Oxytocin fließen kann
- Akupressur, Akupunktur, Osteopathie
- Selbsthypnose
- Scharfe und würzige Nahrungsmittel essen
- Baden
- Viel Gehen, viel Bewegung überhaupt
- Lachen!
- Tanzen

Geburtsbericht

»Meine Schwester war schon zehn Tage über der Zeit. Nichts von dem, was wir probiert hatten, um den kleinen Mann zu locken, hatte bisher geholfen. Trotzdem noch eine Runde durch den Park. Zur Belohnung gab's Kino. Eine amerikanische Komödie. Wir lachten, bis uns beiden buchstäblich der Bauch wehtat. Plötzlich packte sie meine Hand: Sch …, ich sitz im Wasser! Ihre Fruchtblase war aufgegangen, auf dem Stuhl und dem Boden unter ihr hatte sich ein riesiger dunkler Fleck gebildet. Wir haben es dann gerade noch in die Klinik geschafft. Toller Film.« (B. K.)

Hilfreiche Lotsen

Solche wähle zu Begleitern auf des Lebens Bahn, die dir dein Herz und Geist erweitern, dich ermutigen, erheitern, mit dir eilen himmelan.
Friedrich Schiller

Deine Hebamme

»Bei jedem späteren Geburtstagsfest überlegen wir uns, wen wir einladen wollen, aber bei der Geburt ihrer Kinder überlassen es die meisten Eltern dem Zufall, wer sie während dieser wichtigen Zeit begleitet. Frauen, die natürlich gebären wollen, sollten zu Beginn ihrer Schwangerschaft zuallererst eine erfahrene und vertrauenswürdige Hebamme aufsuchen, die sie während der gesamten Schwangerschaft und der Niederkunft selbstständig begleiten kann. Dafür sind wir Hebammen nämlich ausgebildet. Bei auftauchenden Komplikationen ziehen wir einen Gynäkologen hinzu. Während der Schwangerschaft ist es nicht nur unsere Aufgabe, den physischen Verlauf der Schwangerschaft zu überwachen, sondern auch, Vater, Mutter und Kind auf die gemeinsame Geburt vorzubereiten, indem wir den innigen Kontakt der Eltern zum Kind fördern und das Vertrauen in die natürlichen Fähigkeiten von Mutter und Kind stärken.«[54] Ja, die Hebamme ist *die* Frau, die dich vor, während und nach der Geburt unterstützt. Viele wissen nicht, dass die Hebamme auch statt eines Arztes die Vorsorgeuntersuchungen machen kann. Damit ihr Zeit habt, miteinander vertraut zu werden und du dich sicher und in guten Händen fühlst, ist es wichtig, dich frühzeitig um eine Hebamme, egal ob für Vorsorge, Geburt oder Wochenbett zu bemühen. Wenn du für die Geburt in eine Klinik gehst, versuche, eine Beleghebamme zu finden, die dich begleitet, denn eine 1:1 Betreuung für die ganze Dauer der Geburt ist ausgesprochen förderlich.

Leider wird die Suche nach einer Hebamme allmählich zur Mühe. Denn die Haftpflichtthematik für Hebammen macht ihnen das freiberufliche Arbeiten immer schwerer. Diese Situation ist eine gesellschaftliche Herausforderung: Ohne Hebammen ist es vorbei mit der begleiteten selbstbestimmten interventionsfreien Geburt.

Dein Geburtsgefährte

Ursprünglich waren Frauen in Schwangerschaft und Geburt in eine Gemeinschaft erfahrener Geburtsgefährtinnen eingebettet, die Sicherheit und Halt vermittelte. Heute wird die Frau bestenfalls von einer vertrauten Person begleitet, dem Partner, der besten Freundin, der Schwester oder der Mutter, manchmal einer Doula.[55] Und wenn sie Glück hat von einer Hebamme, die sie schon durch die Vorsorge kennt. Die Anwesenheit eines vertrauten Menschen und besonders einer Frau, die bereits geboren hat, ist wichtig. Denn sie gibt der werdenden Mutter Halt, vermittelt ihr Sicherheit und impliziert die Botschaft: Ich habe es geschafft und du schaffst es auch!

Da es sich heute in den allermeisten Fällen um den Partner und Vater des Kindes handelt, sprechen wir hier der Einfachheit halber von ihm als Geburtsgefährten. Solltest du von einer Frau bei der Geburt begleitet werden, gilt alles natürlich auch für sie.

Damit der Geburtsgefährte die bestmögliche Unterstützung geben kann, ist es hilfreich, wenn er sich ebenfalls mit den Inhalten dieses Buches beschäftigt, die Atem-, Entspannungs- und Mentalübungen erlernt, die ihm sogar in seinem Alltag zur Stressbewältigung nützlich sein können. Und er kann sich darin üben, dich mithilfe der angebotenen Texte in Trance zu führen. Dies alles ist wichtig, damit er während der Geburt ebenso entspannt und zuversichtlich sein kann wie du und auch Mittel an der Hand hat, wenn die Dinge einmal nicht so laufen wie gewünscht. Es ist beispielsweise sehr hilfreich, im Vorfeld bestimmte Code- oder Schlüsselwörter zu vereinbaren, die du sagst, wenn du Hilfe brauchst, oder auch, wenn du in Ruhe gelassen werden willst. Das macht es dir einfacher, dich während der Geburt schnell mit ihm zu verständigen. Er ist der Fels in der Brandung, der, neben den vielen kleinen Dingen, die er für dich tun kann, ein aktiver Vermittler zwischen dir und dem Fachpersonal ist und auf die Einhaltung der im Vorgespräch vereinbarten Geburtswünsche achtet. Ebenso ist er eine Art Firewall, die jetzt, so gut es geht, alles von dir fernhält, was dich aus deinem inneren GebärRaum herausholen könnte, da jede Frage oder jedes (Problem-) Gespräch den natürlichen Trancezustand stört, in dem du dich befindest.

Geburtsbericht

»… Besonders schön empfanden wir, dass der Partner bei HypnoBirthing aktiv eingebunden wird und nicht hilflos daneben steht. Bei uns hat R. diesen aktiven Part bravourös gemeistert. Ohne ihn wäre ich sicherlich nicht so entspannt gewesen und hätte vielleicht doch auf halber Strecke schlapp gemacht. Darüber hinaus ist es auch extrem wichtig, einen Sprecher für sich zu haben, da frau im Wellenrausch die Fragen des Klinikpersonals nicht unbedingt richtig versteht und beantwortet …« (R.)

Der für dich passende Geburtsort

Wer zu sich selbst finden will, darf andere nicht nach dem Weg fragen.
Paul Watzlawick

Wo soll ich hingehen, wo ist für mich der richtige Platz, um mein Kind zu bekommen? Die Antwort lautet: Da, wo du dich sicher, gut aufgehoben und mit deinen Anliegen respektiert fühlst, wo du als Frau und nicht als Patientin behandelt wirst. Wo du das Gefühl hast, wirklich selbstbestimmt gebären zu können. Das kann in einer Klinik, in einem Geburtshaus oder bei dir zu Hause sein. Wobei umso mehr Einschränkungen und vorgegebene Abläufe zu erwarten sind, je größer und »medizinischer« die Einrichtung ist. Wenn du eine ungestörte, ruhige Geburt wünschst, in der du selbstbestimmt und aus eigener Kraft und Intuition heraus gebären kannst, solltest du dir einen hierfür entsprechenden Ort und GeburtshelferInnen suchen, die ebenso eine natürliche Geburt anstreben und Interventionen gegenüber zurückhaltend sind – außer, sie wären absolut notwendig.

Wo will ICH hin?

Die beste Grundlage, um eine Antwort auf diese Frage zu finden, sind umfassende Informationen, ein klares Gespür für deine Bedürfnisse in Bezug auf Intimität und Sicherheit sowie ein offener Austausch mit deinem Partner. Mit folgenden Fragen kannst du herausfinden, was Sicherheit für dich bedeutet und wo deine Prioritäten liegen:

- Wie ist meine Einstellung zur Geburt, was sind meine Gedanken, meine Gefühle, wenn es um das Thema Geburt geht?
- Wer und welche Meinungen, Erfahrungen, Geschichten haben meine Einstellung zur Geburt geprägt?
- Was sind meine Befürchtungen und Ängste? Wovor glaube ich mich schützen zu müssen?
- Gibt es reale Komplikationen und Risikofaktoren in der Schwangerschaft, oder verläuft alles ganz normal? Wenn alles gut ist, was hält mich davon ab, eine Hausgeburt oder eine Geburt im Geburtshaus zu planen?
- Habe ich alle Informationen, die ich für eine gute Entscheidung brauche? Welche Werte liegen meiner Entscheidung zugrunde?
- Wo fühle ich mich am sichersten? Wo fühle ich mich frei und in meiner Kraft?

- Wenn ich ganz frei entscheiden könnte: Wer sind die Personen, die ich bei der Geburt wirklich dabei haben möchte?
- Wie sollte das Umfeld sein, in das mein Baby geboren wird, und wo wollen wir unsere erste Zeit mit ihm als Familie verbringen?
- Wenn mein Bauchgefühl wählen dürfte – ganz spontan –, wo würde ich gebären?

In die Klinik?

Wenn du mit dem Gedanken spielst, in eine Klinik zu gehen, solltest du deren Informationsveranstaltung besuchen und das Angebot einer Kreissaalbegehung nutzen. Hierbei kannst du schon einen ersten Eindruck von Atmosphäre und Philosophie, vom »Geist« der Klinik gewinnen. Und du kannst in einem Gespräch mit der Hebamme und/oder dem Arzt bzw. der Ärztin herausfinden, inwieweit die Möglichkeiten gegeben sind, auf deine persönlichen Wünsche einzugehen.

Ins Geburtshaus?

Sogenannte Geburtshäuser sind meist kleine, von Hebammen geführte Einrichtungen, in denen sich der Geist und das Wissen der Frauengemeinschaft wiederfinden lassen. Dort wird die Geburt als ein normales, zum Leben gehörendes Ereignis betrachtet, die Häuser bieten einen wunderbaren Mittelweg zwischen Klinik- und Hausgeburt. In ihnen wird viel Wert auf eine entspannte, familiäre, ruhige Atmosphäre gelegt, damit so das Gefühl von Intimität und Nähe entstehen kann. Genau das, was frau braucht, um loslassen zu können. Gleichzeitig ist alles notwendige medizinische Gerät vorhanden, auch wenn es nicht sofort ins Auge sticht. Die Gebärende wird ausschließlich von Hebammen betreut, ein Arzt beziehungsweise eine Ärztin wird in Ausnahmefällen dazu gerufen, und für eine eventuelle Notversorgung von Mutter und Kind steht das Geburtshaus in direktem Kontakt mit der nächsten Klinik. In Geburtshäusern treffen sich Erfahrung, medizinisches Wissen und die Bereitschaft, der Geburt die Zeit zu lassen, die sie natürlicherweise braucht.

Bleibe ich zu Hause?

Wenn du gesund bist und eine komplikationslose Schwangerschaft hast, kannst du, von einer erfahrenen Hebamme begleitet, ebenso in deiner vertrauten Umgebung gebären. Was es hierfür bedarf, klärt ihr mit der Hebamme in gemeinsamen Gesprächen. Immer mehr groß angelegte Studien zeigen, dass eine Hausgeburt genauso sicher wie eine Klinikgeburt sein kann. Frauen, die zu Hause oder im Geburtshaus gebären, sind deutlich seltener Interventionen ausgesetzt, sie erleiden seltener tiefe Verletzungen im Dammbereich, und für die Babys ist die Geburt unter solchen Bedingungen weniger traumatisch.[56]

Auch in ihrem Artikel für Greenbirth »Vom Skalpell auf die Welt gebracht« beschreibt die Hebamme Kirsten Proppe, dass laut Qualitätsbericht der außerklinischen Geburtshilfe in Deutschland bei Hausgeburten nur selten interveniert werden müsse, die Gesundheit der betreuten Frauen und Kinder trotzdem sehr gut und es nach objektiven Kriterien nicht erklärbar sei, weshalb so viele Gynäkologen den Frauen Angst vor einer außerklinischen Geburt machten.[57]

Ebenso positiv äußert sich Prof. Dr. Rockenschaub zu Hausgeburten, da Hebammen, die Hausgeburten übernähmen, aufgrund ihrer exponierten Stellung mit besonderer Genauigkeit und Aufmerksamkeit arbeiteten.[58]

HB Quick – Mit der Kraft des Vertrauens

- Das Wichtigste: Entwickle Vertrauen in dich und deinen Körper.
- Das Nächstwichtigste: Stärke deine innere Verbindung zu deinem Kind.
- Finde GeburtsbegleiterInnen deines Vertrauens.
- Triff DEINE eigene Entscheidung, wo du gebären willst.
- Fokussiere auf das, was du erleben willst, nicht auf das, was du nicht haben möchtest.
- Es gibt Hilfsmittel, um deinem Baby in die richtige Pole Position zu verhelfen.
- Dein Baby entscheidet, wann es kommt.

- Der errechnte Termin ist ein Ratedatum! Denke lieber an einen Geburtszeitraum.
- Die wichtigste Affirmation für Flexibilität: »Ich bin bereit für jede Wendung, die die Geburt nimmt«.
- Du kannst regelmäßig die Trance »Mein Regenbogen« hören.

Geburtsbericht

»A: Es ging mir voll gut, hab mit D. zusammen klar Schiff gemacht, meine Stimmung war gut, wir haben zusammen den Pool aufgebaut, es war lustig. Gegen 12 Uhr dann sind wir beide in den Pool, es war Ende Juni und sehr heiß, deshalb war es sehr angenehm – wir waren beide die ganze Zeit im Wasser. Die Wellen kamen sehr regelmäßig, D. hat mein Steißbein gehalten, gegen Ende der Eröffnung gab es eine schmerzhafte Phase, die total anstrengend war. Ich hab mich in den Wellenpausen nach hinten an D. gelehnt und mich erholt. Es war die ganze Zeit über ganz still, wir haben nur 2–3 Mal miteinander gesprochen. Es war für uns beide als Paar eine sehr intensive, tolle Erfahrung, D. war sehr präsent und ich habe ihn sehr gut wahrgenommen und hatte einen sehr guten Kontakt zum Baby. Wenn ich hätte reden müssen, wäre mir dieser Kontakt nicht so gut gelungen. Ich war im Bewusstsein eher bei ihr und habe viele positive Gedanken hingeschickt.

D: Für mich war megaschön, so nah dabei zu sein, nicht nur daneben zu stehen, sondern alles spüren zu können, was ich eben spüren kann (als Mann). Es war sehr intensiv, ohne Angst und ich konnte das Wunder miterleben. Es war überhaupt keine Angst da.

A: Das Atmen war mir sehr präsent, habe zum Baby hinunter geatmet. Hab mich an die Techniken erinnert aber es war mehr so, dass der Atem eine Verbindung zu ihr (Baby) war. Am Ende ist das Kind in den Wellenpausen immer wieder hochgerutscht. Da habe ich entschieden, mitzupressen, 3–4 Mal und dann war sie da.

Es war so schön, dass wir zu Hause waren, dort, wo wir sein wollten.«

(A. + D.)

Geburtsberichte

»... Irgendwann in dieser Phase der Zeitverzerrung wandte sich die Hebamme auch an meinen Mann und fragte, ob wir den Wunsch hätten, sie auszuwechseln und von einer anderen Hebamme begleitet zu werden, da sie der Meinung war, die Chemie stimme nicht. Ich war total überrascht und verneinte, mein Mann ebenso, denn wir waren mit ihr zufrieden und fühlten uns gut aufgehoben. Erst später wurde mir klar, dass diese Art von durch die Eltern angeleiteter Geburt absolut neu und ungewohnt für sie und sie trotz langjähriger Berufserfahrung verunsichert war ...« (S. J.)

»... Leider hatte ich mit meiner Hebamme nicht über HypnoBirthing gesprochen, und so leitete sie mich zum Pressen an. Da ich ja eigentlich die J-Atmung machen wollte, war ich jetzt in einem inneren Konflikt ... Mein Fazit: Für die nächste Geburt will ich unbedingt im Vorfeld mit Hebamme und Ärzten über die Austreibungsphase sprechen. Ich will ihnen das Konzept der J-Atmung erklären und darum bitten, dass ich vorerst nicht zum Pressen angeleitet werde ...« (A.S., Gynäkologin)

»... Rückblickend würde ich den Wehentropf ablehnen und mich ganz auf mich selbst und mein Körperempfinden beziehungsweise mein Empfinden zu meinem Kind verlassen. Ich vertraute in der gesamten Schwangerschaft auf mein Körpergefühl und meine Verbindung zu meinem Kind – daher werde ich bei einer hoffentlich nächsten Geburt eines Geschwisterkindes dies auch tun und Unterstützung ablehnen, die medizinisch nicht notwendig ist ...« (S. J.)

»Ich hatte das Gefühl, ich kann bestimmen, wie ich atme, hatte das Atmen unter Kontrolle, hatte verschiedene Möglichkeiten. (Bei der ersten Geburt hatte ich eine PDA und einen Dammschnitt.) Es war ein Geschenk zu spüren, wohin ich die gewaltige Kraft lenken muss, nicht wie mit PDA. Diese Geburt war eine heilsame Erfahrung für mich als Frau. Ich hatte keinerlei Verletzungen. Ich war klar und konnte meine Entscheidungen treffen.« (A. D.)

Wie wollen wir die Geburt gestalten?

Eure Geburtswünsche

Ob Klinik- oder Hausgeburt: GeburtshelferInnen begrüßen gut vorbereitete Paare. Je klarer du deine beziehungsweise ihr als Paar eure Geburtswünsche formulieren könnt, desto leichter ist es für das Fachpersonal, auf euch einzugehen. Hierzu gehören auch Überlegungen und Gespräche darüber, wenn es anders als gewünscht verlaufen würde und ein Kaiserschnitt unumgänglich wäre.

Auf den folgenden Seiten findest du Diskussionsimpulse für das Gespräch mit GeburtshelferInnen. Wir möchten jedoch dringend davon abraten, diese Liste als »Handlungsanweisung« für die GeburtshelferInnen zu verwenden. Das schafft keine Kooperation, sondern Konfrontation.

Bedenke: Jeder, der in diesem Berufsfeld arbeitet, hat dein Wohl im Blick, wenn auch vielleicht aus einer ganz anderen Perspektive und persönlichen Einstellung als du. Eine achtungsvolle und wertschätzende Haltung und eine Kommunikation auf Augenhöhe tragen eher dazu bei, mit den gewünschten Anliegen Gehör zu finden. Was brauchst du, um dich auf Augenhöhe zu *fühlen*? Häufig entsteht hier ein Problem, weil wir in unserem Gegenüber den Berufsstand (Hebamme, Doktor, Fachpersonal) und nicht den Menschen sehen. Das schafft eine von diesen manchmal gewollte und durch Fachvokabular verstärkte Distanz und Hierarchie. Doch letztlich sind es immer Menschen, denen Menschen begegnen. Und dann menschelt es.

Der beste Schutz vor Übergriffen sind Selbstbewusstsein und das Selbstvertrauen, klare Grenzen zu setzen. So wie eine Zwillingsmama, die mit ein, zwei Sätzen unmissverständlich klar machte, dass ein Ziehen an der Nabelschnur zu unterbleiben habe. Punkt. Listenplanung und Abhaken von Übungsprogrammen führen eher nicht dorthin.

Wenn du dich unsicher fühlst, solltest du herausfinden, was dich sicher macht. Sieh deinem Rumpelstilzchen ins Auge.

Impulse für das Gespräch mit Hebammen und Ärzten

Ein zentraler Satz, den alle professionellen Geburtshelfer verstehen, ist dieser:

Ich wünsche mir eine natürliche Geburt, die sich interventionsfrei gemäß dem Zeitplan meines Körpers und des Babys entwickeln darf.

Wer soll dabei sein?

- Partner / Hebamme / FreundIn / Doula / andere

Ich möchte …

- keinen routinemäßigen venösen Zugang, außer es gibt eine *dringende* medizinische Indikation dafür.
- dass mein Partner die ganze Zeit an meiner Seite ist.
- dass neben den oben genannten Personen nur wirklich notwendiges Personal anwesend ist beziehungsweise nur Personal, das mir eine tatsächliche Hilfe ist.
- keine Diskussion über Schmerztoleranz oder Schmerzstufe oder den Öffnungsgrad des Muttermundes in meiner Gegenwart.
- dass alle Maßnahmen mit mir und/oder meiner Begleitung vorab besprochen werden.

So lange es mir und dem Baby gut geht, will ich …

- nur Intervall- und nicht ständige CTG-Überwachung.
- nur ein Minimum an vaginalen Untersuchungen und nur nach Absprache.
- in der Austreibungsphase frei von Zeitdruck sein.

Ich wünsche …

- wenn möglich eine Wassergeburt.
- nicht zum Pressen oder Mitschieben angeleitet zu werden.
- dass mir keine Schmerzmittel angeboten werden. Falls ich welche will, sage ich Bescheid.
- soviel Ruhe um mich herum wie möglich.
- eine aufrechte Gebärposition.
- lieber einen Dammriss als einen Dammschnitt.
- je nach Gebärposition mein Baby selbst in Empfang zu nehmen.

Nach der Geburt möchte ich …

- unmittelbaren und ungestörten Hautkontakt mit meinem Baby.
- dass wir die erste Zeit möglichst vollkommen ungestört sind.
- dass die Geburt der Plazenta in Ruhe abgewartet wird, ohne Medikamente, sofern alles normal verläuft.
- dass zuerst andere Hilfestellungen zur Geburt der Plazenta gegeben werden, bevor Medikamente zum Einsatz kommen, zum Beispiel Stillen, Bauchmassage, Blase leeren oder Akupunktur.
- die Plazenta mit nach Hause nehmen.
- gefragt werden, bevor meinem Baby etwas verabreicht wird.
- bei Untersuchungen, beim Baden meines Babys und dergleichen mehr dabei sein.
- dass mein Baby nach der Untersuchung weder gebadet noch angezogen wird. (»Kangaroo Care«)[59]
- dass die Nabelschnur erst durchtrennt wird,
  - wenn sie nicht mehr pulsiert
  - nach der Geburt der Plazenta
  - nach der Bonding-Phase
  - gar nicht (Lotus-Geburt).
- dass mein Partner die Nabelschnur durchtrennt.
- dass ich die Nabelschnur durchtrenne.
- falls die Geburt unseres Kindes eine unerwartete Wendung nimmt, über anstehende medizinische Eingriffe informiert und in den Entscheidungsprozess mit einbezogen werden.

Bei einem Kaiserschnitt wünsche ich mir …

- mein Baby so schnell wie irgend möglich bei mir zu haben.
- dass mein Baby so schnell wie möglich zu meiner Begleitung kommt.

Andere Wünsche:

- Aufgrund meiner religiösen oder kulturellen Überzeugung habe ich folgende Wünsche für die Geburt: …

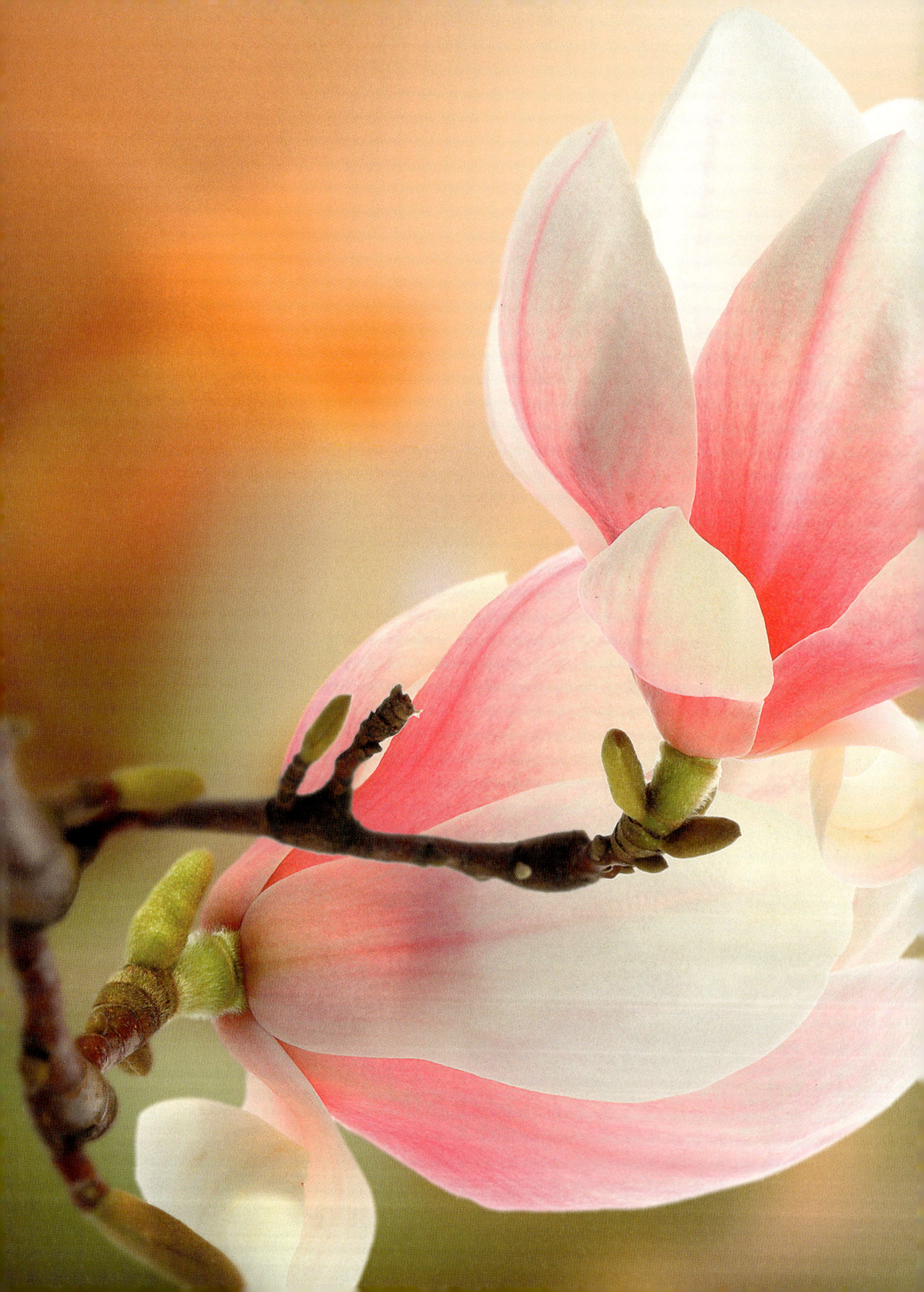

Dass eine Geburt ein ekstatisches Erlebnis sein und ungeahnte Kräfte verleihen kann, ist eines der bestgehüteten Geheimnisse der westlichen Kultur. Eine Frau, die ihre Geburt ekstatisch erlebt, gewinnt an innerer Stärke und Weisheit […].

Ina May Gaskin[60]

Das Fest der Geburt

Dein Drehbuch für die Geburt

Wir sind das, was wir denken. Alles was wir sind, entsteht mit unseren Gedanken. Mit unseren Gedanken formen wir die Welt.
Buddha[61]

Nach all den vielen Informationen und Übungsanleitungen fragst du dich nun möglicherweise: Wie wende ich, wie wenden wir das alles während der Geburt an?

Damit du dir ein Bild davon machen kannst, möchten wir dir nun den Ablauf der Geburt und die mögliche Integration des Erlernten so anbieten, dass es sich wie ein Drehbuch lesen lässt. Das soll dir ermöglichen, während des Lesens – kraft deiner Vorstellung – in einer Art Lesetrance den Ablauf in dir durchzuspielen. Das Drehbuch kann als Vorlage für die Gestaltung deines persönlichen Textes dienen und je nachdem, ob du dich für eine Klinik oder eine Hausgeburt entschieden hast, kannst du es dem gewählten Geburtsort anpassen. Du kannst es immer wieder selbst lesen oder dich von deinem Partner damit in Trance führen lassen – eine weitere wunderbare Möglichkeit, euch gemeinsam vorzubereiten. Dabei schwingst du dich auf den Klang seiner Stimme ein, sodass diese dich während der Geburt noch effektiver in die Entspannung führen kann. Und er kann sich auf diesem Weg mit seinen Aufgaben vertrauter machen und sich auf sie einstimmen; gleichzeitig kann er damit seine Bindung zum Baby stärken. Denn das Baby hört ja mit.

Der Auftakt

Stell dir vor, dein Geburtstermin ist nur noch wenige Wochen entfernt. Dein Bauch hat sich gesenkt, das heißt, das Köpfchen deines Babys hat sich in Startposition gebracht, und in deinem Körper haben sich schon Übungswellen gezeigt, mal mehr, mal weniger intensiv. Ganz unrhythmisch, sehr unterschiedlich im zeitlichen Auftreten und in der Dauer kündigen sie an, dass sich die Gebärmutter auf die bevorstehende Arbeit vorbereitet. Dann kann es sein, dass eine unbestimmte Unruhe dich erfasst und du unbedingt noch das Kinderzimmer streichen, den Keller aufräumen oder die Kleiderschränke umsortieren musst: Der »Nestbautrieb« meldet sich. Aber weil du weißt, dass du bei solchen Aktionen deine Energiereserven verbrauchst, die dir dann später für die Geburt, das Stillen und die Anpassungsprozesse im Wochenbett fehlen würden, widerstehst du der Versuchung. Stattdessen lenkst du die Unruhe um, indem du vielleicht mehr spazieren gehst, Yoga machst oder ähnliche Dinge tust, die dich eher stärken, nähren und dir vor allem Freude bereiten. Denn Freude lässt deine Endorphine sprudeln und macht dich leicht.

Auch kann es sein, dass sich Kopfschmerzen, ein starkes Erschöpfungsgefühl, Schlaflosigkeit, Übelkeit oder Durchfall bemerkbar machen oder die Bewegungen deines Kindes nachlassen. All das kann die nahende Geburt ankündigen. Je besser du mit dir und deinem Körper in Kontakt bist, desto eher wirst du diese Anzeichen als solche wahrnehmen und dich darauf einstimmen können.

Wenn dein Baby bereit ist, wird es Hormone ausschütten, die in deinem Körper den Impuls für den Geburtsbeginn geben. Nun findest du möglicherweise in der Toilette oder in deinem Slip den Schleimpropf – an dem auch ein paar Tröpfchen Blut sein können –, der den Muttermund verschlossen hatte. Das bedeutet, dass sich das Gebärmuttersiegel gelöst hat und dein Baby ankündigt, dass es sich bald auf den Weg machen wird.

Möglicherweise stehst oder liegst du irgendwann in einem kleinen See klarer Flüssigkeit, wobei dir bewusst ist, dass du nicht in die Hose gemacht hast. Tatsächlich hat sich, vielleicht begleitet von einem Knallgeräusch, deine Fruchtblase geöffnet. Du überprüfst, ob das Fruchtwasser klar und geruchsfrei ist, rufst deine Hebamme an, um ihr das mitzuteilen und um ihr zu sagen, dass du dich wieder bei ihr meldest, wenn du dich auf den Weg in die Klinik oder ins Geburtshaus machst.

Alles das kann sein, muss aber nicht. Vielleicht empfindest du lediglich ein eigenartiges Spannungsgefühl im Unterleib oder hast das Gefühl, verstopft zu sein; vielleicht melden sich auch Körperempfindungen wie bei einer leichten Menstruation. Es kann aber auch einfach ein unbestimmtes Gefühl sein, das dir sagt: Mach dich bereit, es geht bald los.

Erstes Wellenplätschern

Sobald du dann die ersten klaren Wellen verspürst, weißt du, dass dein Baby auf dem Weg zu dir ist. Und du weißt, dass es richtige Wellen sind, weil sie regelmäßig sind und einen klaren, wellenartigen Rhythmus haben: Sie fluten an, erreichen zu Beginn der Eröffnungsphase nach rund 20 Sekunden ihren Höhepunkt und ebben wieder ab, und das immer wieder in größeren Abständen. Wonach ist dir jetzt am ehesten? Du kannst erst einmal deiner üblichen Routine nachgehen – sofern sie dich erfreut, dir guttut und dich entspannt. Vielleicht isst du noch etwas Gutes zur Stärkung, machst Yoga oder siehst dir einen lustigen Film an – Lachen entspannt und aktiviert die Endorphinausschüttung. Oder du legst dich einfach wieder schlafen.

Du weißt, du hast jetzt noch viel Zeit, und beginnst – vielleicht schon gemeinsam mit deinem Mann – im Wechsel von Ruheatmung in den Pausen und Wellenatmung während der Wellen zu deinem eingeübten Entspannungsmuster zu finden. Ebenso kannst du mit dem Hören deiner Trancen und der Geburtsaffirmationen sowie der Visualisierung einer sich öffnenden Blüte oder ähnlichen Bildern beginnen, dich mehr und mehr in deinen inneren GebärRaum zu vertiefen und dich der Geburtsenergie in dir hinzugeben.

Die Wellen fluten

Mit fortschreitender Eröffnungsphase werden die Wellen länger und intensiver, die Abstände zwischen den Wellen werden immer kürzer. Irgendwann sind sie so regelmäßig, dass sie über einen Zeitraum von einer bis anderthalb Stunden etwa alle fünf Minuten wiederkehren und die Dauer der einzelnen Wellen länger wird (mehr als 40 bis 60 Sekunden). Es ist wichtig und macht einen großen Unterschied, während der Geburt den Fokus auf die Entspannungsphasen zwischen den Wellen zu legen. Wenn du dich gedanklich von Welle zu Welle bewegst, baust du in dir Spannung auf. Lege dein Augenmerk auf die Regeneration und lass die Wellen von alleine kommen. So kannst du die Entspannung mit hinein nehmen in die Welle.

Wenn du dich für eine Klinik oder ein Geburtshaus entschieden hast, kannst du dich nun langsam auf den Weg dorthin machen. Je später du losfährst, umso besser, denn dein Zuhause ist ja die sicherste und entspannteste Umgebung für diese Zeit der Öffnung. Den wichtigsten Hinweis für den Aufbruch gibt dir jedoch dein Bauchgefühl, deine Intuition, die mehr und mehr zunimmt, je weiter die Geburt fortschreitet und je inniger du im Kontakt mit deinem Baby bist.

Falls du zu Hause gebären möchtest, wird es nun Zeit, deine Hebamme anzurufen, um sie auf dem Laufenden zu halten. Du besprichst mit ihr euer weiteres Vorgehen und danach entspannst du dich wieder in deiner gewohnten, sicheren Umgebung, die du ja bereits mit deinem Mann so gestaltet hast, wie es deinen Wünschen entspricht.

Ankunft in Klinik oder Geburtshaus

Wenn ihr in der Klinik oder in einer anderen Geburtseinrichtung eintrefft, wirst du an den CTG (Kardiotokograf) angeschlossen, um die Herztöne des Babys zu überprüfen, und vaginal untersucht, um den Stand der Öffnung des Muttermundes zu dokumentieren. Beides ist in jeder Klinik Pflicht.

In dieser Zeit kann es sein, dass deine Wellen weniger werden oder ganz aufhören, was wegen des etwas stressigen Ortswechsels völlig normal ist. Währenddessen kann dein Partner das Geburtshilfeteam an eure Geburtspräferenzen und die gemeinsam getroffenen Absprachen erinnern.

Anschließend werdet ihr in ein Zimmer gebracht, in dem ihr die Zeit bis zum Umzug in den Kreißsaal verbringen werdet. Hier richtet ihr euch so ein, dass ihr euch wohlfühlen könnt; vielleicht dimmt ihr das Licht und legt eure Musik ein. Nun nehmt ihr den zu Hause entwickelten Rhythmus von Ruhe- und Wellenatmung wieder auf. Dein Mann erinnert dich ab und zu daran, etwas zu essen und viel zu trinken. Er begleitet dich zur Toilette, stützt dich, legt dir kühle Tücher auf Stirn oder Schultern, massiert dir die Füße oder den Rücken oder regt mit der Lite-Touch-Massage, der sanften Entspannungsberührung, deine Oxytocinausschüttung an.

Er ist jetzt der Fels in der Brandung, der dafür sorgt, dass dieser intime Raum entstehen kann, den ihr braucht, um euer Miteinander während der bevorstehenden Stunden zu festigen. Damit kannst du dich ganz in deinem inneren GebärRaum verankern. Er spricht dir Mut zu, flüstert dir Affirmationen ins Ohr und sagt dir unendlich oft, dass alles gut ist. Und er erinnert dich wieder und wieder daran, wie stark du bist und wie wundervoll dein Körper seine Arbeit macht.

Je ungestörter und sicherer du dich fühlst, je weniger du von anderen angesprochen oder gestört wirst, je intimer die Atmosphäre im Raum ist, desto mehr Oxytocin schüttet dein Körper aus. Und je mehr Oxytocin du in deinem Körper zur Verfügung hast, desto leichter fließt die Geburtsenergie.

Die Geburtsenergie fließen lassen

Vielleicht gehst du mit deinem Mann umher und probierst verschiedene Positionen aus: an ihn gelehnt, in der Seitenlage, auf dem Geburtsball, nach vorn gebeugt, auf der Toilette sitzend. Doch ganz gleich, was du tust – du bleibst in deinem inneren GebärRaum. Du vertiefst ihn mithilfe der Ruheatmung in der Wellenpause, und wenn die Welle anflutet, lässt du dich von ihr mithilfe der Wellenatmung tragen. Denn du weißt, jede Welle bringt dir dein Baby näher. Du gibst dich ganz dem Rhythmus deines Babys hin. Es ist das Baby, das den Rhythmus der Geburt bestimmt.

Vielleicht magst du dich auch in der Wanne entspannen. Solltest du erst spät im Geburtsverlauf hineingestiegen sein, kannst du auch – nach Absprache mit den GeburtshelferInnen – bis zur Geburt in der Wanne bleiben. Im Wasser fühlt sich dein Körper leichter an, du kannst die Wellen noch besser veratmen und außerdem macht das warme Wasser das Dammgewebe für den Durchtritt des Köpfchens weicher. Vielleicht ermöglicht dir das Wasser, ganz loszulassen, alle Spannungen ins Wasser abfließen zu lassen und in deiner Wahrnehmung selbst so weich, fließend und leicht wie das Wasser, das dich umgibt, zu werden. Wenn du möchtest, kann dein Partner die sogenannte Effleurage anwenden: Er lässt aus einem Gefäß Wasser über deinen Bauch oder wo du es sonst magst fließen.

Du weißt, der Verlauf einer Geburt ist nicht geradlinig; er steigt mit seinem Beginn nicht in einer geraden Linie nach oben, sondern kann in der Energie auch einmal zurückfallen. Das bedeutet dann, dass dein Baby gerade eine Pause macht, damit es Kräfte sammeln kann, um seinen Weg fortzuführen. Das Zauberwort hier ist »Geduld« – Geduld und nochmals Geduld.

Falls die Geburtsenergie abgefallen ist, kann dein Mann versuchen herauszufinden, ob du dich sicher und ungestört fühlst und welche Störfaktoren es vielleicht gibt. Sollten es innere Störungen sein, kannst du dir mit einigen Sätzen Luft machen, und er kann dich stärken. Sollten es äußere Faktoren sein, versucht er, gegebenenfalls durch ein Gespräch mit dem Geburtshilfeteam Abhilfe zu schaffen. Hierfür verlässt er – soweit das möglich ist – mit der betreffenden GesprächspartnerIn den Raum, damit du nicht abgelenkt wirst.

Bitte nicht stören!

Vielleicht bittet er auch um mehr Privatsphäre, damit ihr euch einigen von den Dingen zuwenden könnt, die deine Oxytocinausschüttung anregen und die mit dazu beigetragen haben, dass euer Baby entstehen konnte. Er flüstert dir Zärtlichkeiten ins Ohr, stimuliert vielleicht deine erogenen Zonen, deine Brustwarzen oder die Klitoris – keine Sorge, die Hebammen wissen darum –, oder ihr gebt euch intensivem, sinnlichen Küssen hin. Ganz besonders hilfreich kann der »Ina-Kuss«[62] sein: Er regt die hochsensiblen Nerven auf der Innenseite deiner Lippen an und hilft damit, deine Vagina zu öffnen. Schließe deine Augen, öffne deinen Mund ganz, umschließe die Lippen deines Mannes – und gib dich der Empfindung hin, die das in dir auslöst.

Oder ihr albert herum und bringt euch mit zu Hause ausgewählten DVDs oder CDs zum Lachen. Oder du fängst an mit Musik zu tanzen. Ganz besonders hilfreich für dein Baby ist das Beckenkreisen wie im Bauchtanz – der älteste Gebärtanz der Welt. Oder du singst, denn Singen öffnet deinen Körper. Du öffnest einfach alle für dich stimmigen Oxytocinquellen.

Vielleicht legst du dich auch etwas hin, ruhst dich aus und gehst noch mehr mit deinem Baby in Kontakt. Sprichst mit ihm. Sollte es sich in einer ungünstigen Position befinden, hilfst du ihm, sich neu zu positionieren, indem du in die sogenannte Eisbärposition gehst: Du begibst dich auf alle viere, senkst den Brustkorb zum Boden und lädst dein Baby so zu einem Stellungswechsel ein.

Weiterhin atmest du tief und regelmäßig, visualisierst bei jeder Welle, wie sich dein Muttermund öffnet und ganz weit wird, vielleicht wie ein Rollkragen, eine sich öffnende Blüte oder ein Vorhang, der auseinandergeschoben wird.

In jeder Wellenpause tankst du mit der Ruheatmung auf, bleibst tief entspannt und vertraust deinem Körper und lauschst den Signalen deines Babys. So können die Wellen wieder Kraft aufnehmen und dich mehr und mehr öffnen, bis der Weg für dein Baby ganz weit und ganz offen ist.

Zwischen Öffnung und Geburt

Ungefähr zu dieser Zeit werdet ihr in den Kreißsaal, den äußeren GebärRaum, hinüberwechseln. Sobald dein Muttermund ganz geöffnet ist, kann es sein, dass dir etwas übel wird, oder du Schüttelfrost verspürst, unruhig wirst, »keinen Bock mehr« hast, nach Hause willst oder deine Umgebung in noch nicht gekannter Kraft und mit noch nie verwendetem Vokabular beschimpfst. Wunderbar – dein Partner kann dich nun daran erinnern, dass das ein gutes Zeichen ist, denn ab jetzt dauert es nicht mehr lange, bis du dein Baby in den Armen halten wirst. Hier ist der Übergang zwischen der Öffnung und der eigentlichen Geburt, der letzten großen Kraftanstrengung. Die »Krönung« steht bevor. Du folgst deinem GebärCode, deiner Intuition und findest die für dich und dein Baby richtige Geburtsposition. Vielleicht auf dem Gebärhocker an deinen Mann gelehnt oder auf allen Vieren, nach vorn gebeugt.

Die Krönung

Jetzt kannst du die J-Atmung einsetzen, das kurze Einatmen und das langsame, nach unten zur Scheide hinführende Ausatmen. Oder du machst die Pferdelippenatmung (prusten) oder tönst laut und so tief wie möglich. Du weißt, die Geburtsatmung unterstützt den Geburtsreflex deines Körpers, du kannst mit ihr das Vor und Zurück des Köpfchens und damit die natürliche Dehnung des Beckenbodens sehr unterstützen. So kannst du den starken Druck zwischen deinen Beinen gut veratmen und gibst dem Gewebe des Beckenbodens die Zeit, die es braucht, um sich mit dem Druck des Köpfchens langsam und sanft zu öffnen. Hier kannst du visualisieren, dass sich das Gewebe auf dem Weg wie ein Fächer entfaltet und so viel Platz für den Durchtritt deines Babys entsteht.

Vielleicht hält man dir einen Spiegel hin, sodass du das Köpfchen sehen und anfassen kannst, wenn du möchtest. Dann, vielleicht erst nach ein oder zwei Minuten Pause, kommt mit den nächsten Wellen der Rest seines Körpers – manchmal wie ein Sektkorken – aus dir heraus. Du kannst dein Kind selbst in Empfang nehmen, oder dein Mann oder jemand vom Geburtshilfeteam legt es dir auf deinen Bauch.

Jetzt hast du es geschafft! Du hältst dein wundervolles Baby in den Armen. Und dein Mann hält euch beide.

Liebe auf den ersten Blick

Euer Baby wird noch mehr oder weniger mit Käseschmiere bedeckt sein, was vielleicht ein wenig komisch aussieht, aber ein wunderbarer Schutz für seine Haut ist und von ihr in kurzer Zeit aufgenommen werden wird, sodass es gut ist, sie nicht abzurubbeln.

Wenn die Nabelschnur aufgehört hat zu pulsieren – das Zeichen dafür, dass nun alles Blut aus der Plazenta in den Körper des Babys geflossen ist, was sehr wichtig ist für die Anpassung seines Körpers an die neuen Lebensbedingungen –, kann sie abgebunden und von dir oder deinem Mann – wenn ihr das möchtet – durchtrennt werden.

Jetzt ist eure »Heilige Stunde«, die ganz besondere Zeit in eurem neuen gemeinsamen Leben, in der ihr euch in euer Baby verlieben könnt. Denn niemals mehr wird der Pegel an Liebeshormonen so hoch in euren Körpern sein wie jetzt. Ein wunderbarer Kniff der Natur, damit eine gute Bindung geschehen kann – für dein Baby die Grundlage für ein Gefühl der Sicherheit und des Urvertrauens.

Für euch hat der Übergang, die Initiation in eine neue Lebens- und Seinsphase begonnen. Wenn es deine erste Geburt ist, wirst du durch diese große Erfahrung zur Mutter, dein Mann wird zum Vater, gemeinsam werdet ihr zu Eltern. Und wenn du schon geboren hast, so bringt dieses Baby etwas ganz Neues, Einzigartiges in eure Familie und trägt damit zu einer Veränderung und Bereicherung eures gemeinsamen Lebens bei.

Nun braucht es noch etwas Geduld, bis auch die Plazenta von selbst herauskommt. Du kannst das unterstützen, indem du deine natürliche Oxytocinausschüttung noch einmal ankurbelst und dein Baby an die Brust anlegst oder deinen Mann wieder innig küsst.

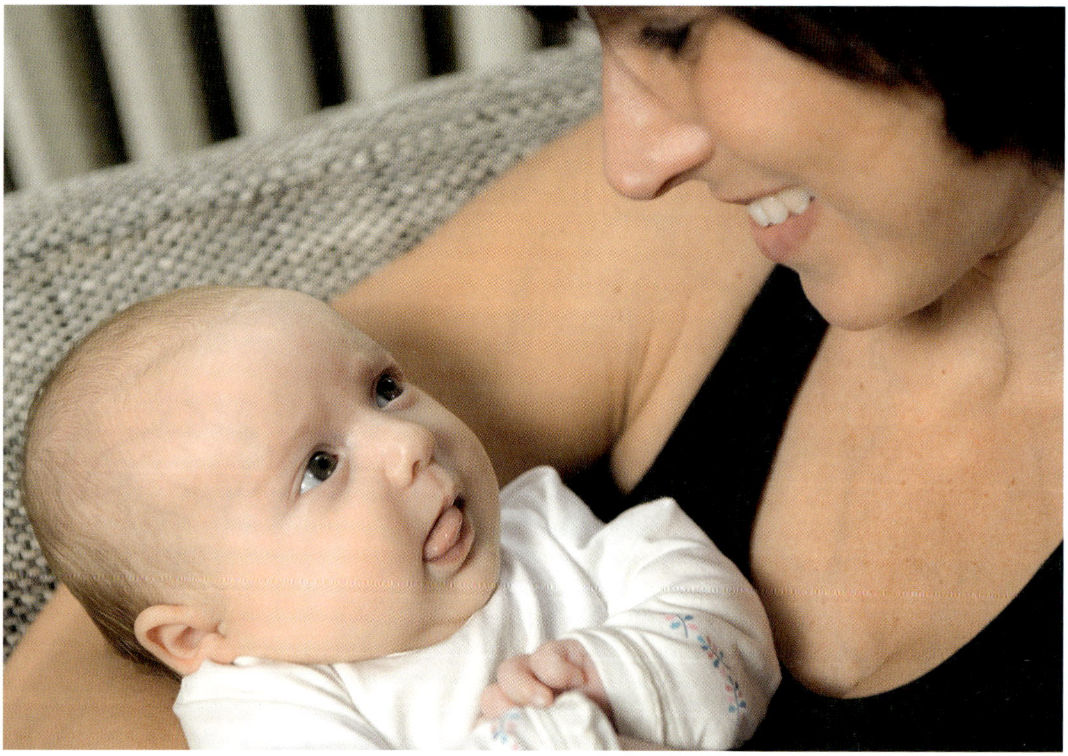

Auch hier hat er gegebenenfalls ein Auge darauf, dass keine unnötigen Manipulationen vorgenommen werden, damit dein Körper die Zeit hat, die er braucht, um die Plazenta von alleine abzustoßen. Wenn du möchtest, kannst du sie mit nach Hause nehmen und vielleicht einem alten Brauch gemäß unter einem Baum begraben oder homöopathische Globuli für dich und dein Kind daraus machen lassen. Im Anschluss werdet ihr gemeinsam ins Elternzimmer umziehen oder – wenn du dich für eine ambulante Geburt entschieden hast – euren Heimweg antreten.

Nun beginnt euer neuer Lebensweg als Familie.

Die »Quelle«

Solange Kinder noch klein sind, gib ihnen tiefe Wurzeln;
wenn sie älter geworden sind, gib ihnen Flügel.
Indisches Sprichwort

Nun ist es geschafft: Du hast dein Baby geboren, jetzt geht das Abenteuer eures gemeinsamen Lebens als Eltern und als Familie richtig los. Eines der wichtigsten Dinge, die dein Baby braucht ist gute Nahrung. Wunderbarerweise hast du alles, was du für die Ernährung deines Kindes in den ersten Monaten brauchst, immer bei dir. Durch das Stillen bist du seine erste und beste Nahrungsquelle. Beim ersten Kind gibt es häufig viele Unsicherheiten hierzu. So, wie du dich auf die Geburt mithilfe eines Kurses vorbereitet hast, empfehlen wir, zum Thema Stillen das Gleiche zu tun. Nimm bereits vor der Geburt Kontakt mit einer Stillberaterin vor Ort auf beziehungsweise besuche einen Stillkurs, in dem du viele hilfreiche Tipps zum richtigen Anlegen, zur Haltung und zu vielem mehr bekommen kannst. Das stärkt und entspannt dich und unterstützt dein Baby von Anfang an beim Trinken. Kontakte findest du bei der Arbeitsgemeinschaft Freier Stillgruppen Bundesverband e.V. und La Leche Liga Deutschland e.V.

Sich aufeinander einspielen

Nur in einem ruhigen Teich spiegelt sich das Licht der Sterne.
Chinesisches Sprichwort

Ausschlaggebend für eine ruhige Zeit im Wochenbett ist, dass ihr euch rechtzeitig um die Organisation kümmert. Es sollte für euch eine Zeit der Erholung sein und euch genügend Freiraum geben, euch auf die neue Situation stressfrei einstellen zu können. Diese Zeit ist einmalig! Schenkt eure ganze Aufmerksamkeit eurem Kind und eurem Anpassungsprozess als Paar, das jetzt Eltern ist. In dieser Zeit dürft ihr nach außen hin ruhig egoistisch sein, und braucht keine Kompromisse zu machen, um anderen einen Gefallen zu tun.

Vielleicht wollt ihr die ersten Tage wirklich völlig alleine zu dritt sein, ohne Besuch, ohne Verpflichtungen. Kommuniziert das im Vorfeld bereits, so dass es keine Enttäuschungen gibt. Es ist nicht wirklich wichtig, dass alle euer Kind ganz frisch geschlüpft sehen. Nach ein paar Tagen ist es auch noch gut. Wenn euch Hilfe angeboten wird, nehmt, was ihr kriegen könnt! Ob das Kochen, Einkaufen, Wäsche waschen, Wohnung saugen ist … es schafft Erleichterung und kostbare Zeit für euer Familien-Wochenbett, die ihr miteinander genießen könnt.

Wenn dein Partner nicht zu Hause bleiben kann und ihr schon abseht, dass ihr kaum Hilfe aus eurem Umfeld erwarten könnt, dann beantragt bei der Krankenkasse eine Haushaltshilfe. Am besten ist es, wenn jemand von extern, vom Familienpflegedienst kommt, dann ist das klar getrennt und bekommt nicht den Charakter eines Besuches, wo ihr in der Gastgeberrolle seid und irgendwelchen Ansprüchen Genüge tun müsst.

Und auch hier gilt: Kümmert euch schon früh während der Schwangerschaft um eine Hebamme für das Wochenbett. Sie gibt euch Tipps und Sicherheit in der ersten Zeit mit eurer neuen Aufgabe als Eltern. Im Prinzip wisst ihr eigentlich auch da schon intuitiv, was ihr tun müsst. Sollte es mal nicht so sein, ist es allemal besser, mit der Hebamme zu sprechen und ihrer Expertise zu vertrauen, als massenweise Baby-Ratgeber zu wälzen.

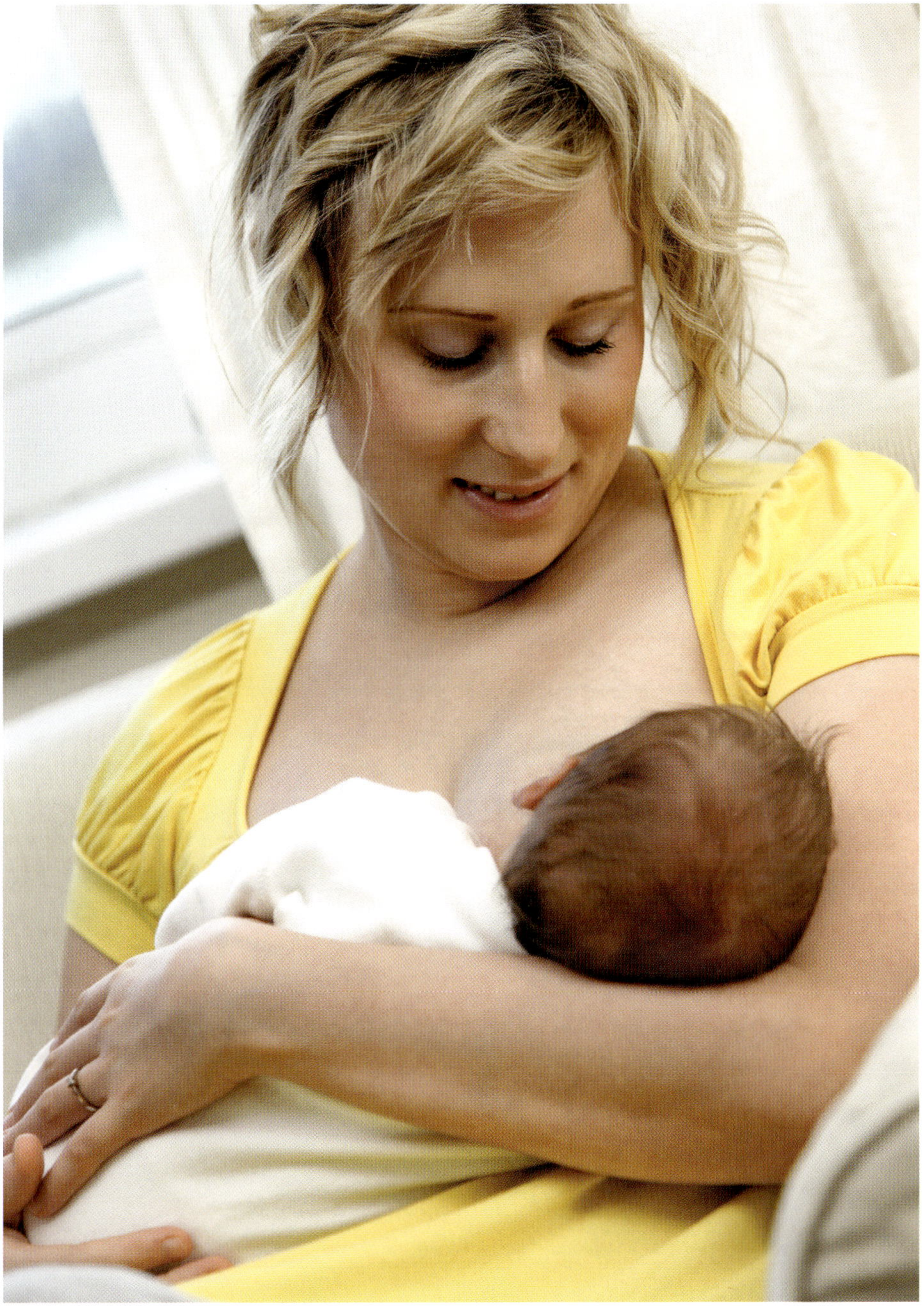

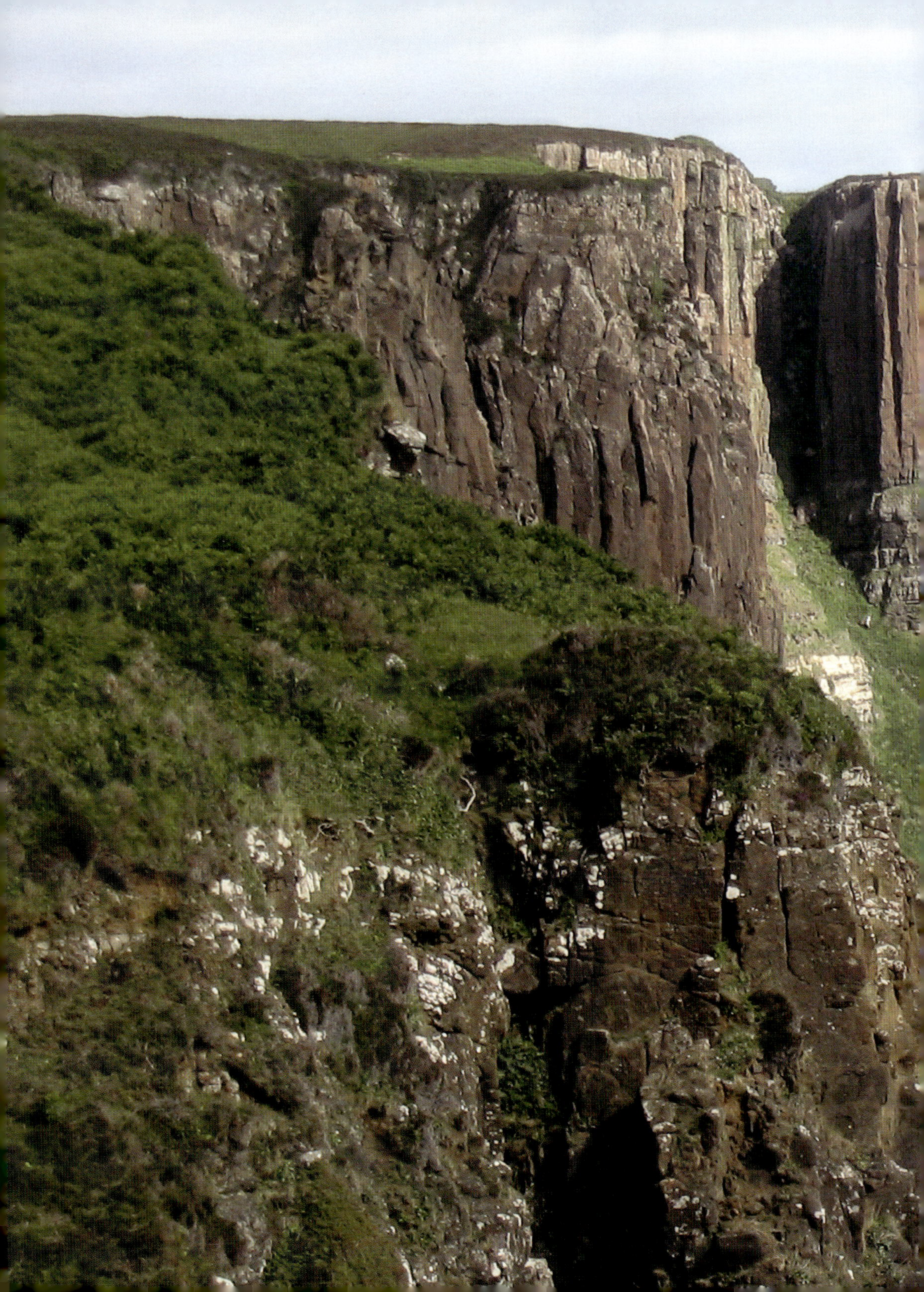

Die wichtigste Stunde ist immer die Gegenwart,
der bedeutendste Mensch immer der, der dir gegenübersteht,
und das notwendigste Werk ist immer die Liebe.
Meister Eckhart

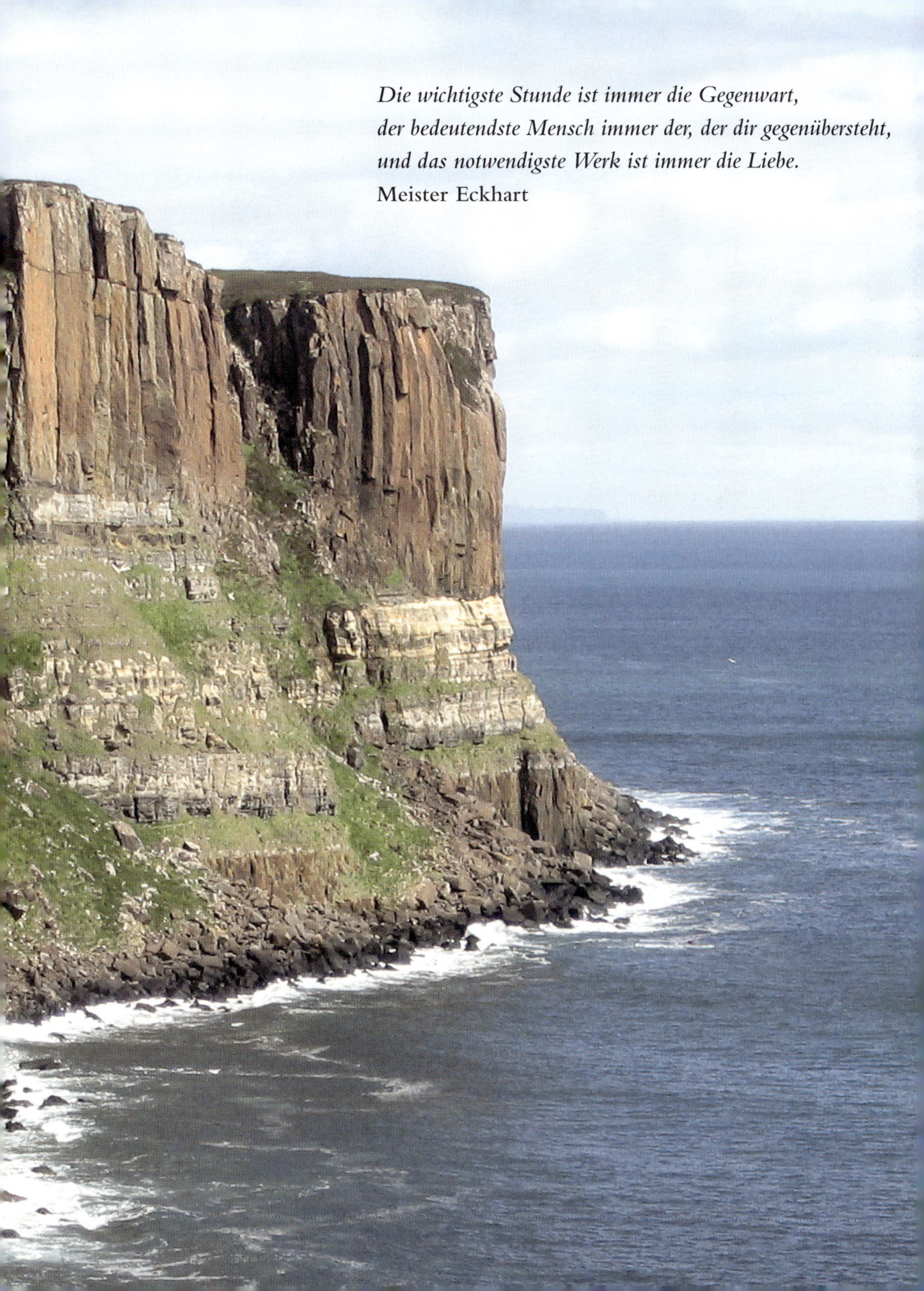

Für den Vater, den Fels in der Brandung

Schwangerschaft und Geburt waren naturgemäß schon immer Frauensache. Frauen begleiteten, unterstützten sich gegenseitig, und tauschten untereinander Wissen aus – und das war und ist gerade in dieser sensiblen Lebensphase für die Schwangere absolut wichtig. Die Anwesenheit von Männern beziehungsweise der Väter bei der Geburt begann in unserem Kulturkreis in den 1970er-Jahren und ist damit eine neuere Entwicklung. Allmählich beschäftigt sich die Forschung mit ihren Auswirkungen. So ist mittlerweile bekannt, dass werdende Väter sozusagen co-schwanger werden können. Auch sie plagen sich mit Heißhungerattacken, Müdigkeit und einem immer runder werdenden Bauch bis hin zu Stimmungsschwankungen aufgrund eines sich verändernden Hormonhaushalts: Der Testosteronspiegel sinkt, das »Milchbildungshormon« Prolaktin steigt.[63] Die gute Nachricht: Hormongebeutelte Männer sollen sich später als besonders fürsorgliche Väter mit einer intensiven Beziehung zu ihrem Kind erweisen.

In unserer westlichen Kultur sind die Männer mit diesen Phänomenen und dem Umgang damit weitestgehend alleingelassen. Es gibt sie hier so gut wie gar nicht, die gegenseitige Unterstützung der Männer, wie es bei Frauen der Fall ist. Obwohl auch für sie dies die wahrscheinlich größte Wandlung ihres Lebens ist: Sie werden vom Mann zum Vater. Anders ist das bei vielen Naturvölkern, bei denen die werdenden Väter in Schwangerschaft und Geburt intensiv miteinbezogen werden. Mithilfe von Ritualen und Zeremonien bereiten sie sich spirituell auf ihre neue Rolle in der Gemeinschaft vor, immer auch unterstützt und begleitet von anderen erfahrenen Männern. Man nennt dieses Phänomen Couvade.[64] Manche unterlassen um die Zeit der Geburt ihrer Kinder das Singen oder Tanzen, andere winden sich in der Kleidung der Frau im Wehenschmerz. Eine ganz besondere Variante findet sich bei den Huichol-Indianern Mexikos. Hier sitzt der Vater während der Geburt im Dachgebälk der Geburtshütte über seiner Frau, die bei jeder Welle an einer Schnur zieht, die mit seinen Hoden verbunden ist …

Derartigem entgangen zu sein lässt vermutlich Freude in dir aufkommen, dennoch bleibt, dass es in unserer westlichen Kultur leider noch kein Äquivalent zur Unterstützung der werdenden Väter gibt. Dies stellt Männer vor die Verantwortung, eine neue Kultur des Vaterwerdens zu entwickeln, in die auch ihre Anwesenheit bei der Geburt integriert ist. Denn sie sind mittlerweile kaum noch aus den Kreißsälen wegzudenken, was nicht nur positive Stimmen laut werden lässt.

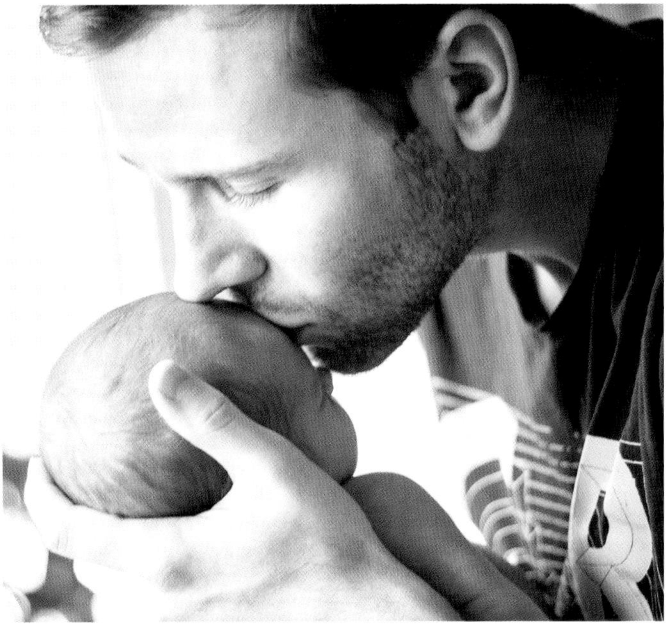

Dr. Michel Odent hierzu: »Väter im Kreißsaal sind häufig ein Hindernis. Im Bemühen, der Partnerin Schmerz zu ersparen, lenkt der Mann die Frau von der schwierigen Aufgabe des Gebärens ab. Hilflos redet der stark angespannte Mann auf die Frau ein, fragt, was in ihr vorgeht und zwingt sie so, mit der intellektuellen Seite ihres Gehirns präsent zu bleiben. Doch das erschwert die Geburt, denn der Geburtsakt erfordert ein ungehemmtes Hören auf den Körper. Jedes Ansprechen des Verstandes kann den Wehenverlauf stören. Zudem lässt sich die Frau von der Angst des Partners ablenken und fühlt sich für sein Wohl noch mitverantwortlich. Die Folge: Frauen verlangen öfter nach Schmerzmitteln. Und auch die Rate von Kaiserschnitten ist mit dem Einzug der Männer in die Kreißsäle gestiegen.«[65] Eine Aussage, die wir durchaus bestätigen können. Und damit das eben nicht geschieht, braucht die Gebärende einen starken Partner, der sich selbst zurücknehmen kann und wenn, dann im Sinne der Frau handelt. Nur so kann er aktiv dazu beitragen, dass sein Kind ungestört und auf natürlichem Wege das Licht der Welt erblickt und damit die Rate der unnötigen Interventionen und Kaiserschnitte zu senken.

Vorbereitung auf die Geburt

Eine Geburt ist ein sensibles und daher störungsanfälliges Geschehen, und alles, was du an positiven und negativen Emotionen, Sorgen und Ängsten mit in den Kreißsaal nimmst, beeinflusst die Gebärende und hat damit einen immensen Einfluss auf den Geburtsverlauf. Weil die Begleitung während der Geburt auch eine Belastungsprobe für eure Partnerschaft sein kann, ist die Voraussetzung für ihr Gelingen, dass ihr in der Lage seid, euch gegenseitig zu unterstützen, Fehler eures Partners in schwierigen Situationen zu akzeptieren, ohne euch gegenseitig abzuwerten oder zu kritisieren. Ebenso ist es wichtig, dass Ambivalenzen und Meinungsverschiedenheiten zwischen euch im Vorfeld der Geburt besprochen werden sollten und ihren Platz haben dürfen.

Dein persönliches Geburts-Navi

> *Es gibt Zeiten, da braucht Liebe hauptsächlich unspektakuläre Anwesenheit.*
> Bernd Schmid, Institut für systemische Beratung Wiesloch[66]

Die wichtigsten Botschaften, an denen du dich als werdender Vater orientieren kannst, sind die folgenden:

- Sorge für dich – auch wenn es dir seltsam erscheinen mag.
- Es gibt nicht wirklich etwas zu tun, du musst hier nichts leisten. Das Wichtigste ist deine Präsenz.
- Du musst keine exotischen Tricks und Kniffe kennen, und es kommt ohnehin meist anders, als man(n) denkt. Übe dich daher in Entspannung und Gelassenheit.

Hierfür findest du im Buch Werkzeuge, die dich darin unterstützen, dich sicherer und entspannter auf diese Herausforderung einlassen zu können und die euch als Paar vorbereiten. Alle Werkzeuge, bis auf die beiden Atemübungen zur Geburt, können auch in deinem Berufsalltag eingesetzt werden. Ganz besonders im Kapitel »Mit der Kraft des Geistes« (siehe S. 38) findest du Unterstützendes für den Umgang mit Alltagsstress.

Zu welchem Zeitpunkt du die von euch gewählten Werkzeuge dann bei der Geburt anwendest, kannst du im Kapitel »Drehbuch für die Geburt« (siehe S. 136) nachlesen. Wenn du deiner Frau diesen oder einen ähnlichen Text, den ihr vielleicht zusammen gestaltet habt, wieder und wieder vorliest, bekommst du ein Gefühl dafür, wie eine Geburt ablaufen kann und an welchen Stellen du handeln kannst.

Take care!

Da sich die Geburt eures Kindes über etliche Stunden hinziehen kann, ist es unabdingbar, dass du für dich sorgst. Das fängt schon damit an, dir darüber klar zu werden, ob du mit in den Kreißsaal willst oder ob du eher deiner Partnerin zuliebe mitgehst. Seid offen zueinander. Es sollte für jeden legitim sein, nein sagen zu dürfen, sei es, wenn du dich bei der Vorstellung, mit in den Kreißsaal zu gehen, unwohl fühlst oder sie es aus welchen Gründen auch immer nicht will. Da kann es besser für sie sein, eine andere Vertraute oder eine Doula, eine professionelle Geburtsbegleiterin, zu engagieren, und besser für dich, draußen zu warten, bis das Baby da ist. Überhaupt kann es eine wunderbare, für beide Seiten sehr entlastende Entscheidung sein, eine Doula dabeizuhaben.

Je offener und ehrlicher ihr zueinander seid und gemeinsam Lösungen entwickelt, desto sicherer fühlt ihr euch für die Geburt. Wobei klar sein sollte: Sie, deine Partnerin, ist hier die wichtigste Person. Ihre Bedürfnisse und Wünsche haben Vorrang! Ganz besonders was die Wahl des Geburtsorts betrifft. Denn sie ist es, die die Geburt meistern wird, niemand anders. Zuallererst muss sie sich sicher, gut aufgehoben, gut versorgt fühlen. Das kann durchaus eine Herausforderung für dich sein, wenn sie eine Hausgeburt will und du die Uniklinik. Komm ihr entgegen, denn wie gesagt: Es geht um sie.

Wenn du dich für eine Begleitung entschieden hast, ist es wichtig zu wissen, wie du dich entspannst und zuversichtlich stimmst, es sei denn, dies ist sowieso schon dein Alltagszustand. Nur wenn du dich sicher fühlst, kannst du Sicherheit geben, nur wenn du selbst entspannt bist beziehungsweise weißt, wie du dich in Entspannung bringst, kannst du in dieselbe einladen. Zur Selbstfürsorge gehört auch, im Vorfeld mit deinen Kräften zu haushalten, um sie während der Geburt und für die Zeit danach zur Verfügung zu haben. Über Stunden aufmerksam in Kontakt mit der Frau und ihren Bedürfnissen zu sein, geduldig in Präsenz zu verweilen kostet viel Energie, eben weil es nicht wirklich etwas zu tun gibt. An dieser Stelle eine Wertschätzung an alle Hebammen, die diese Energie tagtäglich und nachts aufbringen.

Ebenso ist es wichtig, dir Auszeiten zu erlauben, wenn du merkst, dass du eine Pause brauchst. Geh an die frische Luft, iss etwas oder hol dir Hilfe, wenn du mit der Situation nicht klarkommst.

Nichts tun

Weil die Vorgehensweise von Männern meist auf das Handeln ausgerichtet ist, kann eine Geburt eine besondere Herausforderung für dich darstellen. Sie fordert etwas von dir, das in deinem Alltag eher nicht von dir verlangt wird: nichts tun, keinem vorher festgelegten Plan folgen. Denn jede Geburt ist individuell und nicht vorhersagbar. Aktivismus schadet hier nur, auch der des medizinischen Personals. Stattdessen brauchst du viel Gelassenheit, Vertrauen und Hingabe an einen Prozess, der sich in deiner Frau abspielt und dessen Verlauf und Dauer du nicht kontrollieren kannst. Das fordert von dir eine abwartende Haltung bei gleichzeitig voller Präsenz für die Bedürfnisse deiner Partnerin. Wobei mit Präsenz nicht Anwesenheit gemeint ist. Präsenz bedeutet, die ganze Zeit aufmerksam in Kontakt und Beziehung zu ihr zu sein, bei gleichzeitiger Achtung ihres möglichen Bedürfnisses nach Distanz. Es kann sein, dass sie keine Berührung möchte und sich lediglich über Augenkontakt mit dir stärken will. Vielleicht wirft sie dich aus dem Kreißsaal und ruft nach ihrer Mutter. Oder sie fegt dir das Getränk, das du ihr reichen wolltest, aus der Hand oder haut dir das Tuch, mit dem du sie eben kühlen wolltest, um die Ohren. Sie kann auch Worte oder Töne von sich geben, die du ihr niemals zugetraut hättest. Auf all das solltest du am besten mit Gelassenheit und Humor reagieren und nichts davon persönlich nehmen.

Die Kraft der Stille

Ina May Gaskin hebt immer wieder hervor, wie wichtig es ist, der Stille Raum zu geben, anstatt mit Smalltalk zu versuchen, Unsicherheiten zu überspielen oder abzulenken, wenn Frust im Raum ist. »Wenn sie gerade eine Wehe (Welle) hat, ist es sowieso am besten, gar nichts zu sagen … Warte am Ende einer Wehe (Welle) auf ihr Zeichen, bevor du sprichst, es sei denn, du willst sie loben. Das kann durchaus hilfreich sein. Sobald ihre Aufmerksamkeit nachlässt, ihre Augenlider sich flatternd schließen, ist es gut still zu sein, um erkennen zu können, ob Stille das ist, was sie wirklich braucht. Versuche vor allem nicht, sie in die Realität zurückzuholen«[67]

Wie stärke ich mich?

Möglicherweise kann es hilfreich sein, dir im Vorfeld über einige der im Kasten genannten Fragen Gedanken zu machen, um bei Bedarf rechtzeitig mit deiner Partnerin ins Gespräch zu kommen, unterstützende Maßnahmen für dich zu ergreifen oder in Austausch mit anderen Vätern gehen zu können. Sollten sich Antworten ergeben, die vielleicht etwas schwierig oder problematisch erscheinen, so kannst du mit ihnen wie im Kapitel »Von der Angst zur Handlungsfähigkeit« (siehe S. 80) erläutert umgehen: Was müsstest du mehr tun, damit das Problemerleben größer wird – was, damit dein Kompetenzerleben größer wird?

Der Fels

Die wichtigste Qualität des Felsens ist, dass er fest steht. Ganz gleich, wie hoch die Wellen schlagen. Durch deine innere Festigkeit gibst du deiner Partnerin moralischen und emotionalen Halt sowie das Gefühl von Sicherheit, auf dass sie die Kontrolle loslassen und sich ihrem Körperprozess hingeben kann. Du kannst der Mittler zwischen ihren Bedürfnissen und den Anfragen des Klinikpersonals sein und, sofern sie das will, ihr Rücken oder Füße massieren, sie in den Armen halten, sie einladen, die Position zu verändern, ihr etwas zu essen anbieten und sie – ganz wichtig – immer wieder zum Trinken auffordern. Woraus sich natürlich auch häufiges Begleiten zur Toilette ergibt. Im Übrigen ein wunderbarer

Fragen für deine Peilung

Allgemeine Fragen

- Habe ich innere Bilder oder Gedanken, die mir für eine entspannte Begleitung im Wege stehen? Wenn ja, wodurch könnte ich sie ersetzen?
- Gibt es noch konkrete Situationen, über die ich mir Sorgen mache? Wenn ja, welche? Mit wem könnte ich mich hierzu beraten?
- Was brauche ich, um mich sicher zu fühlen? Wer oder was könnte mich darin unterstützen?
- Was hat mir in schwierigen Situationen bisher geholfen, mich stark zu fühlen?
- Wo sind meine Grenzen?
- Gestehe ich mir zu, sie meiner Partnerin gegenüber zu äußern? Wenn nein, wer oder was würde mich darin unterstützen?
- Was sollte/möchte ich unbedingt noch mit meiner Partnerin besprechen?
- Welche Väter im Freundeskreis oder männlichen Familienmitglieder will/kann ich vielleicht zu erlebten Geburten befragen?
- Wenn die Wahl des Geburtsorts ein Thema ist: Was kann ich tun, um mein Sicherheitsbedürfnis zu befriedigen, ohne dabei meine Partnerin einzuschränken?

Fragen zur Geburt

- Wie viel ist meine eigene, freie Wahl, und wie viel ist Pflichtgefühl, bei der Geburt dabei zu sein? Zu wie viel Prozent ist es meine Entscheidung?
- Was hilft mir, um mit Nervosität und Unsicherheiten umzugehen?
- Was will ich von der Geburt sehen, was nicht?
- Was kann ich mit meinem Kind machen, wenn es zu einem Kaiserschnitt kommen sollte?
- Wie kann ich damit umgehen, wenn meine Partnerin mich während der Geburt aus dem Raum schickt, weil sie lieber alleine sein oder keinen Kontakt haben will?

Ort, auf dem sie entspannen kann: Er hat Privatsphäre, und ihr Körper ist hier schon so wunderbar darauf konditioniert loszulassen.

Du kannst mit ihr durch Blicke, Berührungen und über deine Stimme in Kontakt sein, geduldig sein und ihr Geduld vermitteln – eine Geburt kann lange dauern! Du kannst die vereinbarte Musik einlegen, entspannende und stärkende Worte sagen, die Lite-Touch-Berührung zur Endorphinausschüttung durchführen und sie immer und immer wieder bestärken, dass sie es richtig macht, dass alles gut ist. Achte darauf, dass ihr Fokus immer auf der Entspannung und Regeneration bleibt. Die Wellen kommen von alleine, deine Aufgabe ist es, deine Frau dabei zu unterstützen, dazwischen immer wieder schnell zu entspannen.

Die Lite-Touch-Massage

Zärtlichkeit ist für die Liebe dasselbe wie der Tau für die Blumen.
Waltraud Puzicha, deutsche Aphoristikerin

Du kannst deiner Frau auf leichte und sanfte Art und Weise helfen, sich in ihrem Körper wohler zu fühlen und Empfindungen zu lindern. Dafür gibt es vor, während und nach der Geburt die Lite-Touch-Massage nach Constance G. Palinsky. Diese Berührungsweise wird zwar Massage genannt, hat aber nichts mit dem landläufigen Bild von Massage zu tun. Im Gegenteil: Lite Touch ist eine sehr leichte Berührung, völlig schmerzfrei, bei der es auch nicht darum geht, manuell irgendwelche Muskeln zu lockern. LTM wird seit Jahrzehnten in der Schmerztherapie zur Schmerzreduktion angewandt. Sie basiert auf dem »Gänsehautphänomen«, das durch hauchzarte Berührungen im menschlichen Körper ausgelöst wird. Gänsehaut bedeutet, dass sich die Härchen auf unserer Haut aufstellen, und das wird durch winzige Muskeln an den Wurzeln unserer Körperhaare als Reaktion auf Kälte oder andere Reize erzeugt. Bei gleichzeitiger Entspannung wird das körpereigene Schmerzhemmsystem aktiviert und die Ausschüttung der schmerzstillenden Endorphine angeregt. Wird die Lite-Touch-Massage vor der Geburt regelmäßig angewendet – und idealerweise mit Ruheatmung, Musik, Affirmationen und einem wohltuenden Geruch kombiniert –, kann sie ein sehr starker Anker werden, um deine Frau schnell und sicher in einen tiefenentspannten Zustand zu versetzen. Damit programmiert man das Nervensystem gewissermaßen dahingehend, dass es Schmerz hemmt und Wohlbefinden verstärkt.[68] Bitte unbedingt beachten, dass diese Art der Berührung nicht geeignet ist für Kinder unter 2 Jahren, deren Nervensystem dadurch überstimuliert wird!

Zwei Übungen zur Lite-Touch-Massage

Die Berührungen werden mit der Fläche der Fingernägel ausgeführt, also quasi mit der Rückseite der Fingerspitzen.

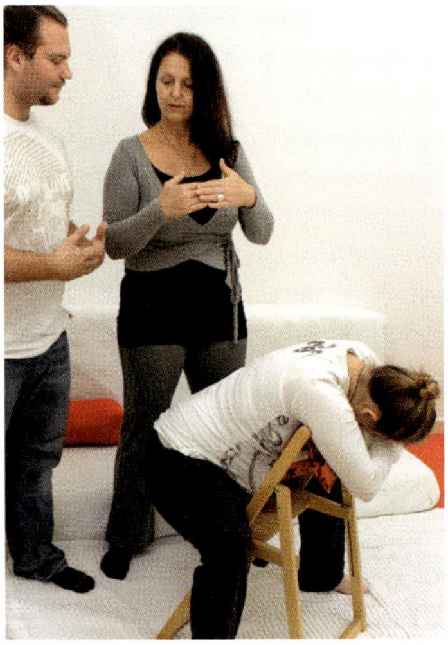

Es sind sehr langsame Bewegungen; wenn du glaubst, dass du langsam bist, mach es halb so schnell.

Deine Frau sitzt mit dem Rücken zu dir, lehnt sich bequem mit den Unterarmen auf einen Tisch oder die Stuhllehne, beides am besten mit einem Kissen unterfüttert. Sie muss sich sicher fühlen in der Position, damit sie loslassen kann.

Der Springbrunnen

Du beginnst am Kreuzbein, am unteren Ende der Wirbelsäule, und zeichnest ganz leicht mit der Rückseite aller Fingerspitzen beider Hände rechts und links von der Wirbelsäule ausgehend ein weit geöffnetes V, wie ein Springbrunnen. Decke mit der Bewegung den ganzen Rücken auf dieser Höhe ab und kehre auf dem gleichen Weg wieder zur Wirbelsäule zurück. Bei der nächsten gleichförmigen Bewegung rutschst du einige Zentimeter höher und bei der nächsten Bewegung wieder ein Stück höher bis zu den Armen. Dort fährst du in der gleichen Weise die Unterseiten der Arme entlang bis zu den Ellenbogen und wieder zurück zur Wirbelsäule. Du kannst 3-mal die Arme entlangfahren.

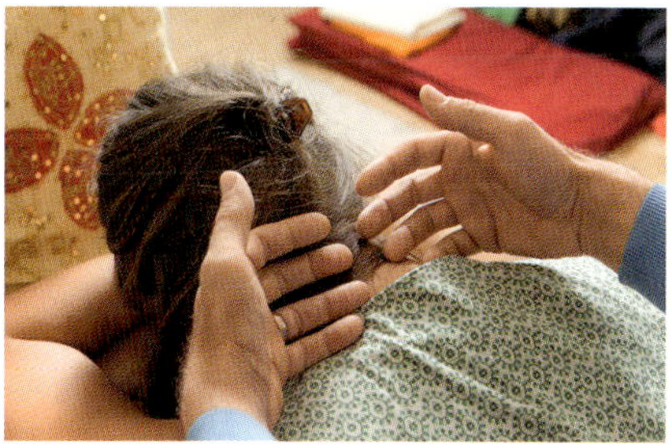

Dann verwöhne den Schultergürtel auf die gleiche Weise. Hier kann das V tiefer werden. Ganz leicht und sehr langsam! Der Körper muss Zeit haben, um zu reagieren und sich zu entspannen. Gehe nun weiter über den Nacken bis zum Haaransatz und zu den Ohren.

Wichtig: Unterbrich die Bewegungen nicht, behalte während dieses Ablaufs immer Kontakt zum Körper. Solltest du nur eine Hand zur Verfügung haben, kannst du das Ganze auch nacheinander rechts und links ausführen. Das dauert länger, ist aber genauso wirksam.

Die liegende Acht

Wenn du mit der Springbrunnen-Bewegung oben angekommen bist, zeichnest du mit deinen Händen – immer noch mit der Fläche der Fingernägel – liegende Achten über die Schultern, die sich über der Wirbelsäule kreuzen.

Dabei bewegst du dich nach unten bis zu den Hüften und beziehst auch wieder die Armunterseiten bis zu den Ellenbogen mit ein. Dann gehst du über den ganzen Rücken wieder nach oben – insgesamt jeweils 3-mal.

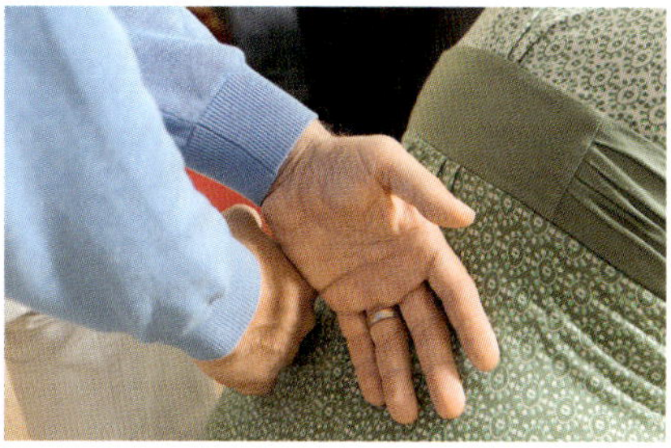

Anschließend kannst du deine Hände sanft auf ihre Schultern legen: die Fingerspitzen auf das Schlüsselbein, die Daumen ausgestreckt auf den Schultermuskel. Nun fährst du mit den Daumen 3-mal sanft nach oben bis zum Haaransatz.

Bei der Lite-Touch-Massage solltest du Folgendes beachten:
Es ist hilfreich, deiner Frau unterstützende, entspannende kleine Sätze ins Ohr zu flüstern wie: »Das tut gut, ja?«, »Du machst das wunderbar!«, »Du kannst ganz loslassen!«

Je weniger Bekleidung sie trägt, desto wirkungsvoller ist die Massage.

Wenn es nicht möglich ist, die gesamte Abfolge am Stück durchzuführen, ist das nicht schlimm. Streichle sie, wo auch immer es geht, so sanft und leicht und langsam wie möglich – so, dass sie eine Gänsehaut bekommt.

Diese Art der Berührung lässt sich auch wunderbar beim Liebesspiel üben und wird diese Begegnung ebenfalls entspannen und bereichern.

Die Einladung

Ganz besonders gefragt bist du, wenn sie den Fokus verlieren sollte, wenn sie beginnt, Vertrauen zu verlieren, ängstlichen Gedanken Raum gibt und sich verspannt. Das kannst du zum Beispiel an einer steilen Stirnfalte oder an zusammengekniffenen oder aufgerissenen Augen erkennen. An schmalen, aufeinander gepressten Lippen, fehlendem Augenkontakt und hoher Stimmlage. Ihre Schultern sind hochgezogen und nach vorn eingerollt. Sie atmet oberflächlich, der Brustkorb bewegt sich kaum.

In dieser Situation zeigst du Präsenz und vermittelst Sicherheit und Klarheit, indem du selbst in diesem Zustand bist und du aus dieser inneren Haltung heraus Blickkontakt mit ihr herstellst und ihn so lange hältst, bis sie wieder entspannt ist. Dabei lädst du sie ein, zur regelmäßigen, tiefen Atmung zurückzukehren. Wenn das schwierig scheint, kannst du sie daran erinnern, dass ihr diesen Weg gemeinsam für euer Baby geht und es sich dafür lohnt weiterzumachen. Bestenfalls habt ihr bei der Vorbereitung für einen solchen Fall Schlüssel- oder Codeworte gefunden, mit denen du sie in ihre Kraft zurückholen kannst. Bedenke, dass das alles nicht funktioniert, wenn du in die Haltung eines »Coaches« gehst, sie führen willst, Leistungsdruck aufbaust und du ihre Autonomie nicht respektierst. Es funktioniert nur, wenn du eine einladende, respektvoll fürsorgliche Haltung einnimmst und ihr Angebote machst, die sie auch ablehnen darf.

Hilfreich ist auch der sogenannte POT, der Platz-, Orts- und Themenwechsel.
Platzwechsel: Bewege sie weg von Bett, Stuhl oder wo immer sie gerade ist.
Ortswechsel: Bewege sie aus dem Raum heraus auf den Flur, auf die Toilette.
Themenwechsel: Lenke ihren Blick auf etwas, zum Beispiel aus dem Fenster; lass dir beschreiben, was sie gerade sieht.

Damit unterbrichst du das störende Gedankenkarussell und kannst sie wieder zur Atmung einladen.

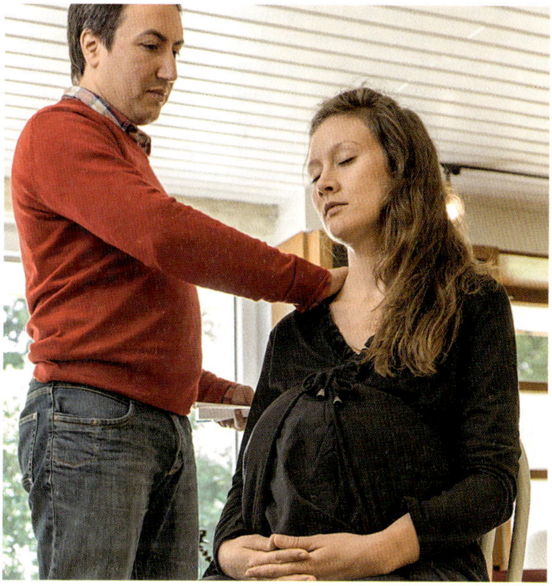

Auf S. 165 findest du unterstützende Sätze, die du deiner Partnerin während der Geburt immer wieder sagen kannst, denn Zuspruch ist eine enorme Unterstützung, wie zum Beispiel: »Lass dich in die Entspannung fallen«, »Dein Körper weiß, was er tun muss«, und viele mehr. Wichtig dabei ist, dass du auch meinst, was du sagst – sie spürt sehr genau, wenn du es als Programm abspulst.

Geburtsbericht

»Ich war nur zwei Stunden im Kreißsaal, weil ich die Wellen zu Hause gut veratmet hatte. Mein Mann hatte mich immer wieder dazu motiviert aufzustehen, obwohl ich keine Kraft hatte. Aber im Endeffekt war das sehr gut, denn die Kleine ist so schneller durch die Schwerkraft hinuntergekommen … Mein Belegarzt hat nach der Geburt gesagt: ›Ich bin begeistert‹, und auch die Hebamme hat alle unsere Wünsche aus der Liste ernst genommen und ebenfalls gesagt, dass es eine sehr angenehme Geburt war, und mich als Profi-Mama bezeichnet. HypnoBirthing war somit auch für sie eine sehr positive Erfahrung!« (L. D.-M.)

Wenn der Storch im Stau steht

Der Schlüssel zu allem ist Geduld. Nicht durch Aufschlagen, sondern durch Ausbrüten wird aus dem Ei ein Küken.
Chinesisches Sprichwort

Eine Geburt verläuft nicht gleich einer exponentiell ansteigenden Linie, sondern ist ein Geschehen, das dem individuellen Rhythmus und dem Zusammenspiel von Mutter und Kind unterliegt. Sollte sich der Geburtsprozess stark verlangsamen oder gar zum Stillstand kommen, lautet das erste Gebot: Habt Geduld, bleibt entspannt und bittet andere, geduldig zu sein. Es kann viele Ursachen haben, wie z. B. unterschwellige Ängste bei der Frau, vielleicht ausgelöst durch Störungen von außen. Im »Drehbuch« findet ihr Tipps, was ihr dann tun könnt.

Oder das Baby braucht eine Pause. Denn wenn es müde ist, sich ausruhen muss, gibt es entsprechende Hormone in den Kreislauf der Mutter ab, die die Geburt verlangsamen oder sogar stoppen – bis es sich erholt hat.[69]

Und manchmal kommt es anders

Besonders wichtig wird deine Unterstützung, falls es zu unvorhergesehenen Wendungen im Verlauf der Geburt kommt, denn du solltest bestenfalls sicherstellen können, dass euch keine unnötigen Interventionen aufgedrängt werden. Bitte im Gespräch mit dem Fachpersonal darum, dass kein speziell medizinisches Vokabular verwendet wird, denn dies trägt zu Verwirrung bei. Man sollte euch in verständlichen Worten erklären, worum es gerade geht, denn für jeden Fachbegriff gibt es ein deutsches Wort. Wichtig ist, dass deine Haltung dem medizinischen Personal gegenüber von Wertschätzung und Achtung geprägt ist, denn jeder tut aus seiner Sicht und auf seine Weise das Beste. Nur unterscheiden sich die Perspektiven, von denen aus die Situation betrachtet wird, in der Regel immens. Und es ist wichtig, dass du klar bist und auf freundliche Weise kommunizierst, während du mit dem Gefühl verbunden bist, dass du der Fürsprecher der Gebärenden und des Kindes bist.

Mögliche Fragen an das medizinische Fachpersonal

- »Könnten wir das (Thema) bitte draußen besprechen und nicht vor … (Name)?«
- »Erinnern Sie sich, Sie waren damit einverstanden, die Geburt nicht zu beschleunigen – außer es gäbe ein Problem. **Gibt** es jetzt ein Problem?«
- »Was ist hierfür (für diese Intervention) die medizinische Indikation?«
- »Was würde passieren, was spricht dagegen, wenn wir noch ein, zwei Stunden warten würden? Wir würden das vorziehen.«
- »Wie viel Zeit können Sie uns zugestehen? Könnten Sie uns dafür etwas alleine lassen?«
- »Was passiert gerade? Für wen besteht Gefahr? Wir würden es gern noch eine Weile auf unsere Weise versuchen.«
- »Welche anderen Möglichkeiten könnten wir zuerst versuchen? Wie genau würde sich Ihr Vorschlag (Intervention) auf den Geburtsverlauf auswirken? Wie auf die Wellentätigkeit? Welche Auswirkungen könnte diese Maßnahme auf unser Baby haben?«
- »Warum denken Sie, dass dies (Intervention) zum jetzigen Zeitpunkt nötig ist?«
- »Was zeigt Ihnen an, dass wir dies (Intervention) jetzt tun sollten?«

Geburtsbericht

»… bekam ich am Rande mit, dass sie sich Sorgen machten, weil es nicht weiterging. Ich hatte keine Angst, weil ich wusste, dass es ihm gut geht, und sagte A. ganz ehrlich, dass ich etwas Bammel vor der neuen Situation hatte, soviel Verantwortung, ein kleines Lebewesen, alles ist so unglaublich… Sie beruhigten mich, und dann war das Ganze für mich wieder in Ordnung… kaum waren meine Sorgen weg, war er da.« (J. B.)

Dein Leitfaden für die Geburt

Der Glaube an unsere Kraft kann sie ins Unendliche verstärken.
Friedrich von Schlegel

Eröffnungs- und Verdünnungsphase

- Beginn des Wechselspiels zwischen Ruhe- und Wellenatmung.
- Zuhause bleiben und hilf deiner Frau durch die Wellen hindurch zu entspannen, bis sie den Aufbruch signalisiert.
- Geburtshaus/Hebamme etc. anrufen, wenn die Geburtswellen während 1–2 Stunden ca. 5–6 Minuten auseinander sind
- Fahrt ins Geburtshaus/ in die Klinik.
- Besprecht gegebenenfalls die Geburtswünsche nochmals mit Hebamme/Arzt/sonstigen Anwesenden.
- Richtet das Zimmer so ein, dass ihr euch wohlfühlen könnt.
- Dimmt das Licht.
- Legt eure Musik ein.
- Sorge dafür, dass sie genügend trinkt.
- Hilf ihr, wenn sie die Position ändern will.
- Erinnere sie daran, mit dem Baby in Verbindung zu bleiben.
- Wellenatmung – Legt den Fokus auf die Entspannung, nicht auf die Wellen!!!
- Erinnere sie liebevoll daran, den Unterkiefer locker zu lassen.

Geburtsphase

- Gib ihr positive Zuwendung und Bestärkung.
- Geburtsatmung; Ja-Atmung oder ggf. Pferdelippenatmung (prusten) oder tiefes Tönen.
- Aufrechte Gebärposition – unterstütze sie eventuell dabei.
- Habt Geduld, auch wenn das Köpfchen schon draußen ist – Pause zwischen den Wellen kann gut zwei Minuten dauern. Nutzt die Pausen für Regeneration!

Mit der Kraft deiner Stimme

Zwischen den Wellen der Verdünnung und der Eröffnung
Sätze der Bestärkung und Unterstützung, mit sanfter Stimme gesprochen:

- Lass dich in die Entspannung fallen, erinnere dich … dein Körper weiß, wie sich das anfühlt …
- Lass die Muskeln locker … lass sie sich entspannen … fühle die Ruhe …
- Überlasse dich deinem Körper …
- Dein Körper weiß, was er tun muss …
- Ganz ruhig, bleib ganz bei dir …
- … ja, genauso …

Während der Wellen
Mit liebevoll sanfter, aber bestimmter Stimme gesprochen und vielleicht von vertrauten Koseworten begleitet:

- Gehe mit deiner Atmung …
- Nimm lange, tiefe Atemzüge.
- Atme mit der Bewegung in dir …
- Lass die Muskeln in deinem Gesicht los …
- Lass deinen Kiefer los … lass ihn offen …
- Lass deinen Körper locker …
- Lass die Arme locker … und die Beine …
- Löse die Schultern, mach den Brustkorb weit, öffne ihn …
- Atme einen langen Atemzug …
- Spüre das Zusammenspiel zwischen dir und unserem Baby (gegebenenfalls den Namen des Kindes nennen).
- Lass los, (Name der Frau) … lass los … lass einfach los …
- Sprich deine Partnerin immer wieder mit Namen an und sag so etwas wie: »Du machst das ganz toll, wunderbar!«

Während der Geburtsatmung
Mit zärtlicher Stimme gesprochen:

- Spüre dem Impuls in deinem Körper nach …
- Warte auf die Zeichen in dir …
- Gehe in Kontakt mit unserem (deinem) Baby.
- Lass los …
- Und auch hier immer wieder: (Name), du machst das ganz toll, wunderbar … ja …

Von Vätern für werdende Väter – Geburtsberichte

Man muss manchmal vom eigenen Wellengang absehen,
wenn man ein Meer werden will.
Anke Bastrop[70]

Zum Abschluss und zur Einstimmung folgen hier Geburtsberichte, die Väter aus unseren HypnoBirthing-Kursen speziell für werdende Väter geschrieben haben – mit dem Wunsch, dass du eine ebenso beglückende Erfahrung machen kannst.

Geburtsbericht

»Die Geburt ist etwas Wundervolles und das Natürlichste auf der Welt. Habt Mut und seid einfach für eure Frauen und die Ankunft eurer Kinder da. Ihr gebt Halt und Kraft und könnt wirklich aktiv die Geburt miterleben. Das ist nicht einfach nur ein Beobachten, sondern vielmehr ermöglicht eine HypnoBirthing-Geburt das aktive Dabeisein und Miterleben, wie Leben entsteht und auf der Erde ankommt. Die Kraft, die ihr euren Frauen gebt, stabilisiert die Geburt. Seid ihr ruhig und entspannt, fällt es auch eurer Frau leicht. [....]
Der Kurs war genial! Er bestärkte uns bei unserer Entscheidung der Hausgeburt und half uns unheimlich beim Verlauf und der Vorbereitung auf die Ankunft unseres Sohnes. Durch die vielen Übungen und Techniken verstand es sich fast wie von selbst, wie eine Geburt funktionieren kann. Hinzu kam unsere Vision einer entspannten und sanften Geburt. Wobei es wohl wichtig ist, dass man das Loslassen nicht vergisst …
Jedenfalls ist das Leben vollkommen, und diese Vollkommenheit kann man bei einer Schwangerschaft und natürlich vor allem bei der Geburt wirklich fühlen und letztlich ›anfassen‹. Wir möchten allen werdenden Eltern und vor allem Müttern Mut machen … Geburt ist etwas Wundervolles und sollte auch wundervoll sein! Und sie kann völlig schmerzlos und sanft sein …« (C. R.)

Geburtsbericht

»Warum der HypnoBirthing-Kurs für den Geburtsbegleiter wichtig ist: Die Anforderungen an einen Geburtsbegleiter sind vielseitig, aber auch widersprüchlich. Er muss einfühlsam Stärke und Zuversicht vermitteln, während er vieles nicht in der Hand hat, zur Passivität verdammt ist oder eigene Ängste aussteht. Der Kurs hilft, sich in dieser schwierigen Rolle zurechtzufinden, sorgt dafür, dass Untätigkeit nicht zur Hilflosigkeit wird, man Ängsten begegnen kann, ohne gelähmt zu sein. Er macht Ärzte zu hilfreichen Beratern, nicht zu Entscheidern, und hilft, seine Partnerin zu stärken, zu stützen und ihr Halt zu geben, wie sie es braucht ...« (D. B.)

Geburtsbericht

»Aus Erzählungen bekommt man als Mann häufig den Eindruck, dass man während der Geburt nichts tun oder nicht helfen kann. Durch die Vorbereitung mit HypnoBirthing habe ich mich im Vorfeld intensiv mit dem Thema Geburt auseinandergesetzt, da der Geburtsbegleiter alle Termine des Kurses mit wahrnimmt. Durch die Rolle des Geburtsbegleiters für meine Frau konnte ich während der Geburt durch gemeinsame Entspannungsübungen eine aktive Rolle spielen, die dem Klischee des ›Störfaktors Mann‹ während der Geburt absolut widersprochen hat. Die gemeinsame Geburtserfahrung hat uns nicht nur im Alltag entspannter werden lassen, sie hat uns als Paar auch sehr viel näher zusammengebracht.« (S. B.-L.)

Geburtsbericht

»Als Erstes muss man sagen, dass wir allgemein und im Vergleich zu anderen Paaren in unserem Bekanntschaftskreis bestens auf die Geburt vorbereitet waren. Als Vater kann ich mir kaum vorstellen, besser vorbereitet gewesen sein zu können. Ich war mir meiner Rolle bei der Geburt stets bewusst, und im Nachhinein hat meine Frau bestätigen können, dass meine Unterstützung tatsächlich viel gebracht hat. Auch kaum zu leugnen ist die tiefe und enge Verbindung, die durch das vor- und nachgeburtliche Bonding zwischen mir und meiner Tochter entstanden ist.« (D. B.)

Geburtsbericht

» ... Mir als Mann haben bei der Geburt besonders die Videos geholfen, die wir im Kurs geschaut haben und in denen man sehen konnte, wie eine Geburt vonstatten geht, was man im heutigen Alltagsgeschehen nicht mehr selbstverständlich miterlebt. Auch das technische Wissen beziehungsweise die Mechanismen einer Geburt, wie Ralph es als Mann erklärt hat, haben mich besonders angesprochen.« (J. S.)

Geburtsbericht

»... Noch ein persönlicher Hinweis von mir als Geburtsbegleiter und Ehemann: Ich habe mich in dem Kurs sehr gut aufgehoben gefühlt, da die Themen nicht ausschließlich aus der Sicht der Mutter, sondern auch aus der des Begleiters behandelt wurden ... Die behandelten Themen gaben mir auch nochmals Anregungen und die Sicherheit, mich mit meiner Frau auf die Ankunft unseres Sohnes vorzubereiten.« (J. P.)

Geburtsbericht

» ... da hörte ich doch plötzlich ein Peng. Sie meinte: ›So, das war wohl meine Fruchtblase.‹ Ich dachte, dass da deutlich mehr Wasser kommen müsste, behielt diesen Gedanken aber für mich, da J. ihren Körper doch ziemlich gut kennt. Ganz überzeugt war ich aber noch nicht ... haben wir uns dann gegenüber auf zwei Hocker gesetzt, und J. machte ihre Atemübungen ... Ich hab ihr dann immer mal wieder gesagt, sie soll daran denken, wie sich durch ihre Atmung die Rose nach unten öffnet, oder wie die Luft wie aus einem Luftballon hinausströmt oder etwas Ähnliches. Nach der Geburt sagte mir J., dass sie gar nicht wusste, was ich da von ihr wollte. Aber sie war durch unseren HypnoBirthing-Kurs so sehr in sich gekehrt, dass sie von meinen Anregungen nur unbewusst etwas mitbekommen hatte. Nun ja, auf jeden Fall machte J. auf mich einen sehr ruhigen und entspannten Eindruck, sodass auch ich entspannt sein konnte. Zwischendurch habe ich auch mal meine Finger in der Achterbewegung (Lite Touch) auf ihrem Rücken geführt und auch die V-förmige Fingertechnik angewendet, um J. zu entspannen, da sie über Rückenschmerzen klagte ... Daraufhin haben wir erst mal weiter unsere Übungen auf den Hockern gemacht.

Irgendwann sagte die Hebamme, J. solle mal eine andere Position ausprobieren, sich hinstellen und in meine Arme fallen lassen. J. war auch schon mal leichter :-)) Damit hab ich mich, und wie sich später herausstellte auch L., sich nicht besonders wohlgefühlt … In der Wanne: Die Wellen kamen und gingen, und mit der Zeit klagte J. über Rückenschmerzen, und so haben wir ihr immer wieder den Rücken massiert. Mit der Zeit bekam ich dann auch ziemliche Rückenschmerzen, da ich mich irgendwie über den Beckenrand lehnen musste. Hab natürlich aber nichts gesagt, da ich mich nicht über meine kleinen Wehwehchen beschweren wollte. Na ja, dann bin ich auch irgendwann in die Wanne gestiegen und hab mich einfach hinter J. gesetzt, damit sie sich an mich lehnen kann. Das war auch meistens sehr angenehm bis auf zwei, drei Ausnahmen, als ich dachte, J. wollte mich während der Wellen zwischen sich und dem Beckenrand zerquetschen. Später machte sich J. Sorgen über die große Verantwortung und war sich unsicher, wie wir das hinbekommen sollen mit dem Kind. Ich bekam zu dem Zeitpunkt Tränen in die Augen und sagte ihr, dass ich sie liebe und ein Traum für mich in Erfüllung geht und dass wir das mit Sicherheit sehr gut hinbekommen werden. Ich glaube, das war der Moment, in dem es für mich irgendwie erst so richtig real geworden ist … Na ja, nachdem sich J. wieder beruhigt hatte … und die Hebamme fragte, was los sei, erzählte J. ihr von ihren Zukunftssorgen … Ich weiß nicht mehr, was wir dann genau besprochen haben, aber die Sorgen waren schließlich, soweit ich das beurteilen konnte, bei J. weg. Danach haben die Hebamme und J. immer wieder verschiedene Stellungen probiert; sie hat ihr gesagt, sie solle bei den Wellen stärker nach unten atmen. Zuletzt sind wir dann auf dem Sofa gelandet, J. in meinem Schoß, und nach ein paar Wellen – gefühlt waren es auf dem Sofa nicht mehr als vier bis fünf Wellen – sagte die Hebamme zu J., sie solle mal fühlen, und J. spürte dann tatsächlich den Kopf von unserem B. Ich war in dem Moment ehrlich gesagt froh, dass ich auf der anderen Seite von J. saß. Gefühlte zwei, drei Wellen später ging es dann doch ziemlich schnell, und B. wurde geboren. Unglaublich, wie glücklich wir beide waren …« (C. B.)

Geburtsbericht

» ... Besonders wertvoll war für uns auch die Paararbeit – die von uns eingebrachten eigenen Paarthemen wurden von den beiden Kursleitern sehr professionell aufgegriffen und in den Kurs integriert. Im HypnoBirthing sind wirklich beide, Frau und Mann, gleichermaßen in die Vorbereitung eingebunden, wobei jeder nützliche ›Werkzeuge‹ an die Hand bekommt. Das war für uns genau das Richtige – so war es wirklich ein gemeinsames Entdecken. Zu Beginn der Schwangerschaft hatten wir das Gefühl, dass wir gerne noch eine weitere Person zur Unterstützung bei der Geburt dabeihaben wollen. Dieses Gefühl wandelte sich total: Durch die Kombination von HypnoBirthing-Techniken und Paararbeit wurden Unsicherheiten beziehungsweise Unklarheiten sichtbar und konnten mit der Unterstützung von Bianca und Ralph aufgelöst werden. Wir konnten Ängste in Sicherheit, Vertrauen und Kraft umwandeln, sodass wir am Ende des Kurses das Gefühl hatten, niemanden außer der Hebamme als Begleitung zu benötigen. Wir konnten uns ganz auf uns und das, was wir gelernt hatten, verlassen.

Und so kam es dann auch. Wir erlebten eine wunderbare Geburt: angstfrei, selbstbestimmt, verbunden, vertrauensvoll und liebevoll. Es war eine gemeinsame Erfahrung, die wir beide sehr genossen haben ... Wir waren eine Einheit und brauchten nur selten Impulse von der Hebamme. Nach drei Stunden erblickte M. das Licht unserer Erde. Auch die Hebamme war vom Ablauf und der harmonischen Atmosphäre während der Geburt sehr angetan und hat sich für die Zukunft weitere Geburten dieser Art gewünscht. Der HypnoBirthing-Kurs war für uns eine optimale Vorbereitung, rundum stimmig und erfolgreich. Wir empfanden die beiden Kursleiter immer als authentisch, fachkundig, feinfühlig und offen – einfach eine sehr wertvolle Begleitung. Wir können jedem Paar, das eine natürliche Geburt erleben möchte, diesen Weg wahrlich empfehlen!« (B. B.)

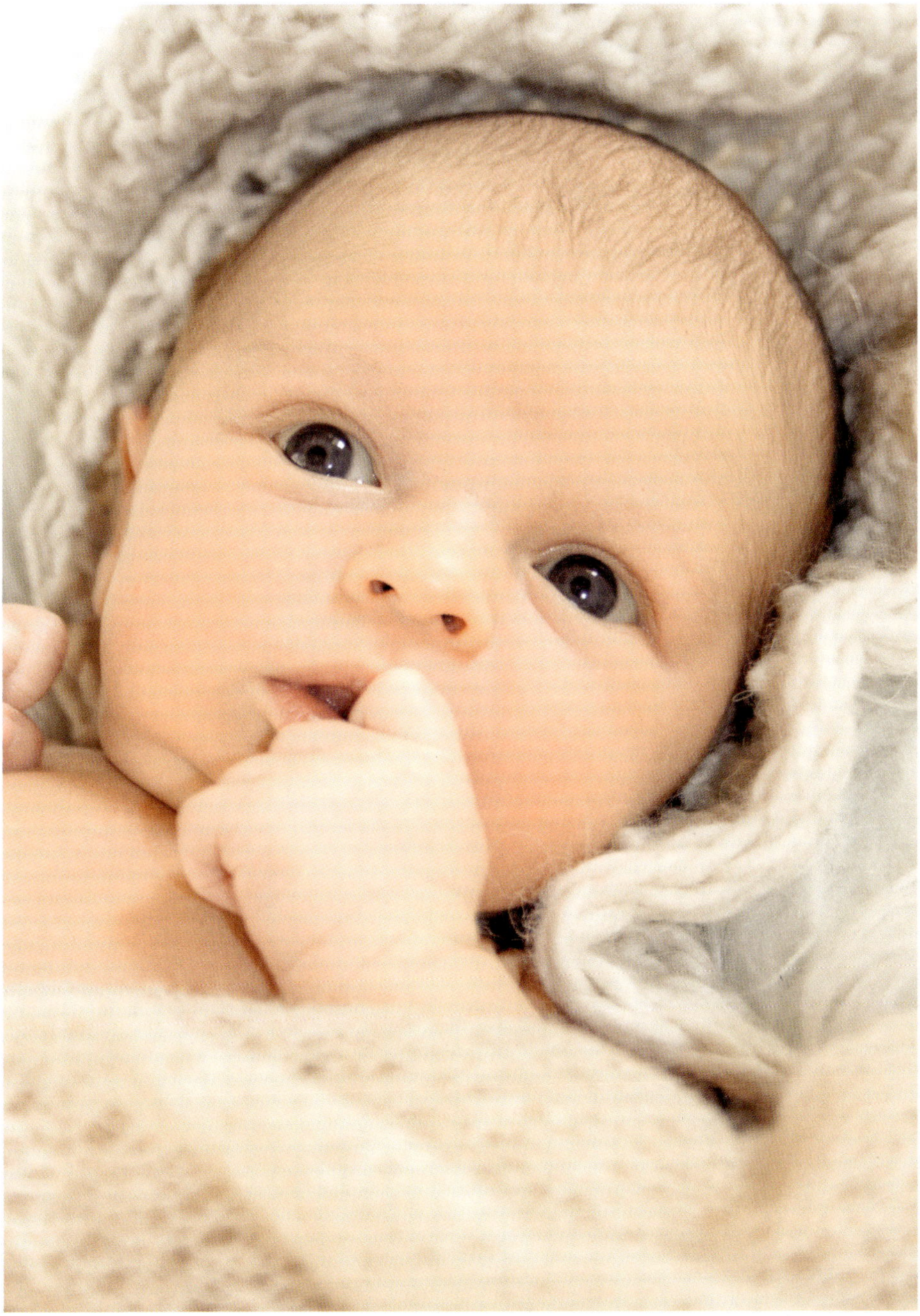

Das Wochenbett – Mama's Support

Schließe ab mit dem was war, sei glücklich mit dem was ist und offen für das was kommt. Das Leben ist schön, von einfach war nie die Rede.
Unbekannter Verfasser

- Es heißt Wochenbett, weil es die Zeit ist, in der sich der Körper deiner Frau im Bett erholen dürfen sollte.
- Richtet euch so ein, dass eure gemeinsame Zeit mit dem Kind im Mittelpunkt steht. Alles andere kann in den Hintergrund treten. Sorge dafür, dass alle Dinge erledigt sind, die nicht zu einem einfachen entspannten Tagesablauf gehören oder dass sie von anderen erledigt werden.
- Jetzt braucht deine Frau deine Unterstützung, und wenn du in den ersten Tagen und Wochen bei ihr und deinem Kind bist, wird das eine weitere intensive Erfahrung sein, auf eurem Weg ins Familie-werden.
- Haushalt: Kümmere du dich darum oder suche dir Hilfe.
- Einkaufen: Schreib Einkaufszettel und bitte Freunde, Verwandte darum, für euch einzukaufen.
- Fragt schon vor der Geburt in eurem sozialen Umfeld, wer euch in den ersten Tagen danach mit frisch gekochtem Essen unterstützen möchte. Macht eine Liste eurer Lieblingsessen und erstellt einen Plan, wer euch wann bekocht. Das Essen wird nicht bei euch gekocht, sondern euch mit einem kurzen Klingeln vor die Wohnungstür gestellt. So habt ihr eure Ruhe und immer etwas Leckeres zu essen. Und irgendwann könnt ihr euch sicherlich bei euren Köchen revanchieren.
- Auch wenn das Baby winzig ist und du noch unsicher sein solltest im Handling … Du kannst alles mit dem Baby tun – außer es stillen. Trau dich und genieße die Nähe, die du damit aufbauen kannst.

- Stillen ist anstrengend und zehrt an den Kräften und manchmal zerrt es auch an den Nerven. Unterstütze deine Frau so gut es geht.
- Bleibe gelassen, wenn sie launisch sein sollte. So wie auch während der Schwangerschaft wird ihre Stimmung viel von den Umbauten im Hormonhaushalt beeinflusst. Dazu kommt die sogenannte »Stilldemenz«, es kann sein, dass sie dir abwesend und vergesslich vorkommt. Nimm Stimmungsausbrüche nicht persönlich, lass sie an dir abprallen und freue dich an deinem Baby.
- Verstehe, dass du nun eine Zeitlang nicht im Mittelpunkt ihres Erlebens und Interesses stehen wirst. Eure Rollen verändern sich durch das Kind. Ihr werdet vom Paar zu Eltern. Das kann wie eine Erschütterung eures Paarlebens erscheinen, die Veränderung kann aber auch sanft und fließend erfahren werden.
- Suche das Gespräch mit der Hebamme, dem Kinderarzt, anderen Vätern, wenn du Fragen hast, Informationen brauchst.
- Sehr wichtig: Lasst euch helfen! Fragt nach Hilfe! Nach zwei, drei Nächten, in denen du mit dem Baby durch die Wohnung getigert bist, bist du heilfroh, wenn eine Freundin oder Verwandte mit dem Kind einen ausgedehnten Spaziergang macht und du dich ein, zwei Stunden ungestört hinlegen kannst.
- Eine wichtige Spielregel für euch als Paar: Es wird vielleicht Momente geben, wo ihr kurzfristig überfordert seid und wegen Nichtigkeiten aneinander hochgeht. Findet eine Strategie und besprecht, wie ihr damit umgeht. Zum Beispiel, dass ihr es aussprecht und euch gegenseitig Raum gebt, bis der Ärger verraucht ist. Es mag nichts mit dem anderen zu tun haben, sondern einfach an der Anpassung an eure neue Lebenssituation liegen.

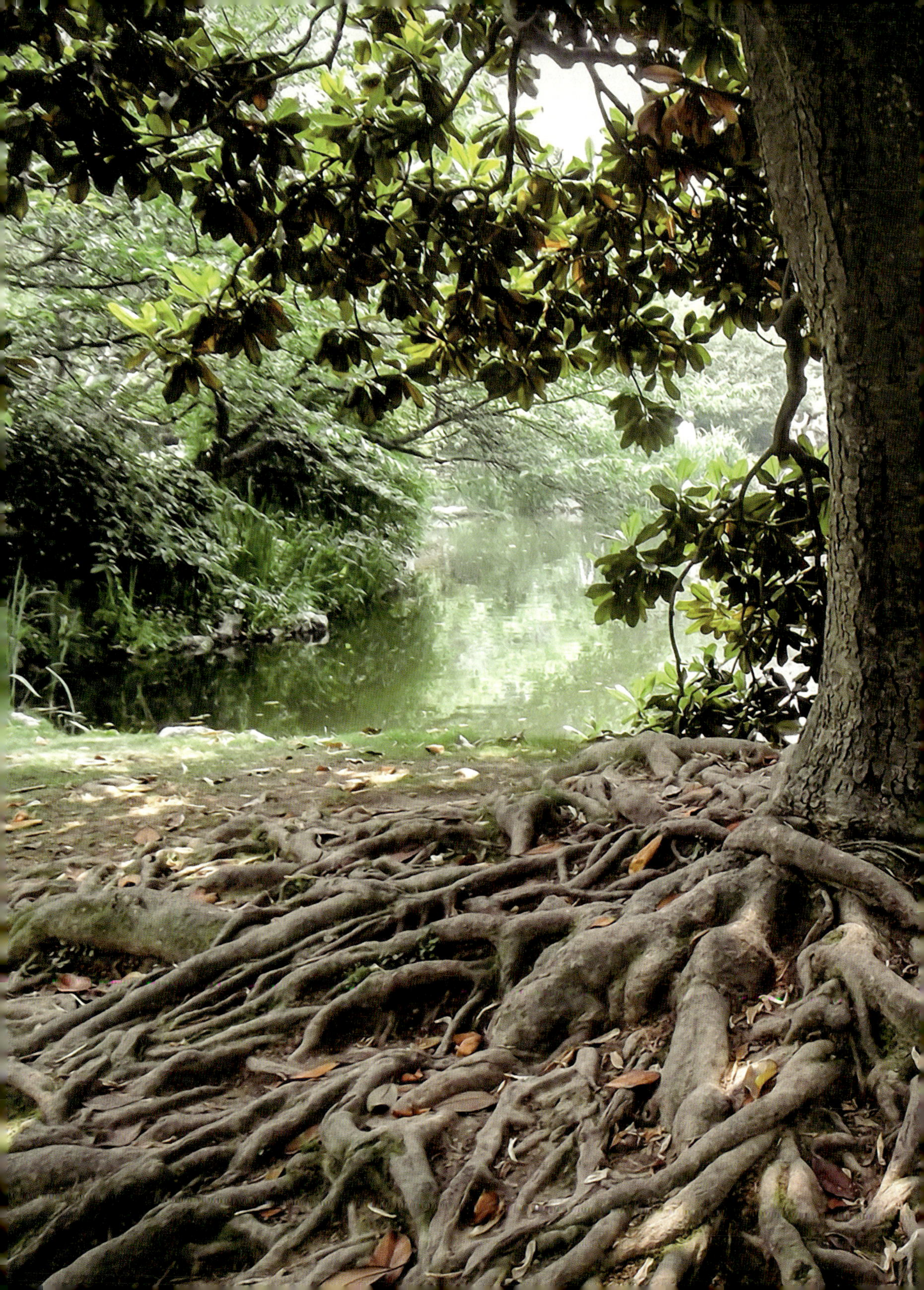

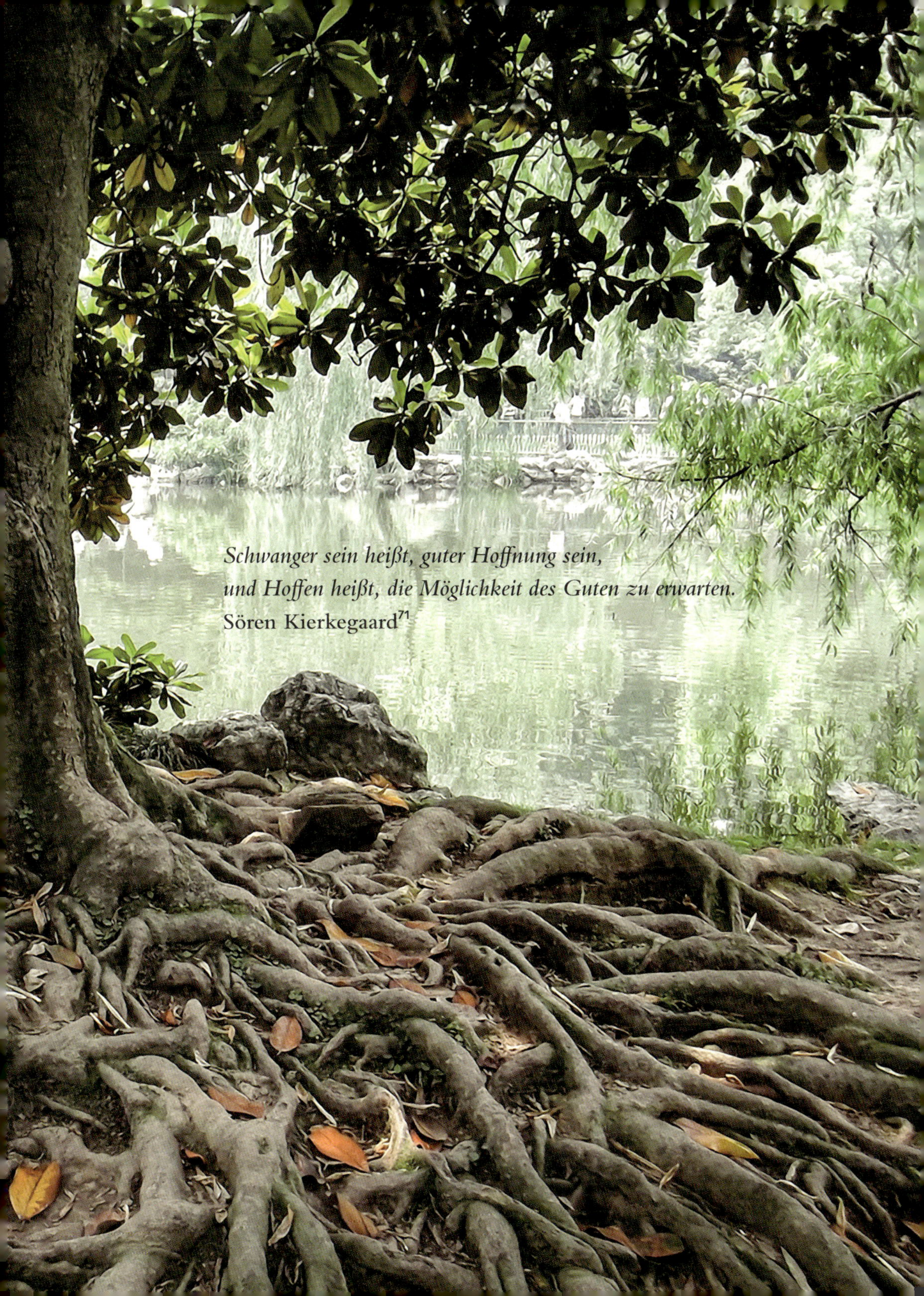

Schwanger sein heißt, guter Hoffnung sein,
und Hoffen heißt, die Möglichkeit des Guten zu erwarten.
Sören Kierkegaard[71]

Alles Gute!

Deine Wahrheit

Sobald bekannt ist, dass du schwanger bist ist, jeder davon überzeugt, zu wissen, was das Richtige für dich und dein Baby ist. Es gibt unzählige neue und alte Mythen rund um die Geburt und es mag schwierig sein, hier zu deiner eigenen Wahrheit zu finden. Doch die einzig richtige Wahrheit oder die eine richtige Entscheidung gibt es nicht. Es gibt nur **deine eigene richtige Entscheidung**. Sie ist deine Wahrheit. Um diese Wahrheit zu entdecken ist es wichtig, dich zu informieren, um deine Wahlmöglichkeiten zu kennen. Dein Kleines muss auf dich vertrauen, denn es wächst in dir und ist von dir abhängig. Das erfordert allem voran Verbundenheit mit deinem inneren instinktiven intuitiven Wissen. Dem **Wissen**, dass du **machtvoll** bist. Folge deiner **inneren Stimme** als Frau und als Mutter. Sie wird dich leiten und dir zeigen, dass du die Kraft hast, ein neues Leben in die Welt zu bringen. Informiere dich, wähle bewusst und spüre, was **deine Wahrheit** ist. Deine Wahrheit wartet auf dich! Sie wartet darauf, von dir gefunden zu werden. Nimm deine Verantwortung an. **Finde deine Wahrheit.**

Der weibliche Körper ist ein Wunder der Natur, ausgestattet mit allem, was es braucht, um dieses Wunder, genannt Leben, weiterzugeben. So sehr Medizin und Technik es bisher auch versucht haben, niemand kann einen weiblichen Körper ersetzen. Die Reise deines Babys in die Welt findet in dir, in deinem Körper statt und kann nur von dir erlebt und erfühlt werden. Du bist die Einzige, die einen direkten Kontakt zu ihm hat. Nur du kannst herausfinden und erspüren, was für dich und dein Baby stimmig ist. Alle anderen sind Reisebegleiter, deren Aufgabe darin besteht, dich zu unterstützen, um auf deinem Weg voranzukommen, damit du an dessen Ziel dein Baby in den Armen halten kannst.

Wir hoffen, dass es uns gelungen ist, deine Überzeugung und dein Vertrauen in die natürliche, entspannte Geburt deines Babys zu stärken. Und dass die Anregungen in diesem Buch dazu beigetragen haben, dich an diese große Kraft zu erinnern, die dein Potenzial und immer bei dir ist. Wir wünschen dir, dass du zu deiner Wahrheit findest. Sie liegt in dir.

Und wir wünschen uns, zu der Entwicklung eines neuen Paradigmas von Geburt beizutragen. Eines, in dem wir uns als Frauen selbstbewusst die Macht zurückholen für das, was seit Anbeginn der Zeit schon immer unsere Kompetenz und Aufgabe war: Leben zu schenken.

Rufen in die Zukunft, die jetzt ist

Bei der Erde, die der Körper ist,
rufe ich Frauen,
die beharrlich und achtsam die Würde ihrer Körper
und aller Lebewesen hüten.
Bei der Luft, die der Atem ist,
rufe ich Frauen,
die mit ihren Visionen Chaos in die Welt streuen.
Beim Feuer, das die Energie ist,
rufe ich Frauen
die sich streitend, lachend und schweigend
mit ihrer Macht der Erotik
einmischen in die Welt.
Beim Wasser, das der Schoß ist,
rufe ich Frauen,
die das Wissen um Wandlung, Leben und Tod
immer wieder in die Welt bringen.
Bei der Höhe, der Mitte und der Tiefe, die das Rückgrat sind,
rufe ich Frauen,
- die sich in ihrer Einmaligkeit erkennen;
- die sich in ihrer Unterschiedlichkeit verbinden;
- die sich anderen Frauen und dem Leben anvertrauen.
Maria Kempf[72]

Anhang

Dank

Unzählige Begegnungen haben dazu geführt, dass dieses Buch entstehen, dass es geboren werden konnte. Mögen sich auch alle wertgeschätzt fühlen, die wir hier nicht namentlich nennen können.

Besonders danken möchten wir

Bianca:

Meiner Mutter Regine, meiner ersten und nachhaltigsten Begegnung mit dem Leben, die den Keim für meine Arbeit gelegt hat.

Meinem Vater Fabio, für seinen Segen und sein Vorbild darin, sich immer wieder auf Neuland zu wagen und sich auf diesem zu behaupten.

Nonna Nilde, die mir gezeigt hat, welche spirituelle Kraft in uns Frauen steckt.

Meinen Söhnen Daniel und Dario, die mir seit ihrer Geburt wunderbare Lehrer sind, vor allem im Loslassen. Die mir immer wieder zeigen, wie unvorhersagbar das Leben ist und wie gut es für uns sorgt, wenn wir uns ihm hingeben.

Allen Frauen und Männern, die mir Lehrerinnen und Lehrer waren auf meinem Lebensweg, die an mich geglaubt und mich ermutigt haben, mir treu zu bleiben.

Marie Mongan, die HypnoBirthing ›erfunden‹ und in die Welt gebracht hat.

Sydney Sobotka, die HypnoBirthing nach Europa gebracht und mit ihrem unermüdlichen Engagement viel zu seiner Verbreitung im deutschsprachigen Raum beigetragen hat.

Ina May Gaskin, die mir ein Vorbild und Inspiration auf dem Weg zu einer Frauen stärkenden Geburtskultur ist.

Sven Hildebrandt, dessen Engagement mir Hoffnung gibt, dass im medizinischen Feld ein Wandel im Hinblick auf einen achtungsvolleren Umgang mit Gebärenden und ihren Babys möglich sein kann.

Sonia Gembus, unserer wunderbaren Lektorin, die den Mut hatte, sich auf das Wagnis mit diesem Thema einzulassen, und die uns mit ihrem freundlichen Geist eine geduldige Lotsin durch die Unebenheiten des Buchschreibens war.

Allen Müttern und Vätern für ihre Geburtsberichte, sie sind wahre Erfahrungsschätze und Geschenke für werdende Eltern, die sich für HypnoBirthing interessieren.

Nina, Daniel, Janina, Katrin, Tanja, Laura und Christian, unseren ›Models‹ für ihre Bereitschaft, für die Fotos zur Verfügung zu stehen und das Buch so lebendiger werden zu lassen.

Dario Kouvaris, unserem Fotografen, für seine Professionalität, die Freude, die er beim Shooting verbreitete und seinen »anderen Blick« auf die Welt.

Kathleen Knuth, unserer Grafikerin für die leichte Zusammenarbeit und ihre gelungenen Grafiken.

Ursula und Katrin, meinen Schwestern im Geiste und Seelen-Oasen auf dem Weg.

Jhari Gerlind Kornetzky, meiner liebevollen Co-Autorin und geistigen Hebamme, die immer an dieses Buch geglaubt hat. Die mich darin unterstützt hat, die für mich stimmige Position zu finden, mir Mut zugesprochen hat, wenn ich aufgeben wollte. Die mit ihrer Heiterkeit meine Zweifel erhellt und mit ihrer Klarheit Struktur in die Wirrungen meines Schreibens gebracht hat. Ohne diese kraftvolle Synergie, die zwischen uns entstanden ist, hätte dieses Buch nicht zu seiner Gestalt gefunden, hätte es nicht so leicht, zügig und ungestört das Licht der Welt erblicken können.

Ganz besonders möchte ich meinem Mann Ralph Heinkel danken. Für unsere gemeinsame Entwicklung und für das Entdecken von Neuem auf diesem Weg. Für seine Detailgenauigkeit bei gleichzeitigem Blick auf das Größere. Für seine Großzügigkeit, seinen sehr eigenen Humor und dafür, mich mit seiner unendlichen Geduld nicht nur durch die Untiefen des Computerdschungels getragen zu haben. Aber vor allem für seine Integrität, seine Liebe, seine Kraft, sein Vertrauen, seinen Glauben an mich und meine Arbeit. Es braucht einen Vater, damit ein Kind entstehen kann. Diesem Buch ist er der geistige Vater. Danke.

Jhari:

Immer wieder staune ich über die Entwicklung der letzten zwei Jahre in meinem Leben und sehe einen deutlichen Zusammenhang mit meiner Begegnung mit Bianca. Durch unseren Austausch konnte meine Arbeit mit HypnoBirthing Kontur gewinnen und ich konnte mich schließlich mit ihr zusammen auf den Weg zu diesem Buch machen.

Danke Dir, Bianca, dass Du mich mitnimmst auf diesem Pfad und dass aus einer Hospitanz eine so reiche, anregende und freundschaftliche Zusammenarbeit werden konnte. Es ist mir eine Ehre, mit Dir diese Schritte in eine neue Form des HypnoBirthing-Konzeptes zu gehen und gemeinsam dieses Buch aus der Wiege zu heben. Und möge unser gemeinsamer Weg noch lang sein!

Das Faszinierendste für mich ist, wenn Dinge sich scheinbar zufällig fügen und das Mosaik am Ende so dicht wird, dass die Frage auftaucht, was denn war, als es alles noch einzelne Teile waren. Diesem Prinzip des Lebens, dieser unbegreiflichen Mischung aus Anziehung, Synchronizität, leisen Ahnungen und Paukenschlägen, mutigen Zielen, dicken Zaunpfählen und sanfter Hingabe danke ich von tiefstem Herzen. Und in diesen Dank eingeschlossen sind alle, die mich in diesem Prozess begleitet haben. Vor allem:

Meine Eltern Christa und Wolfgang, die mir solch ein sicheres Fundament mitgegeben haben, aus dem ich mein tiefes Vertrauen ins Leben schöpfe.

Mein Lebensgefährte Jürgen Hentze, der mir immer wieder intensiver Spiegel und liebevoller Halt ist und der auch die Fotos aus meinem Kurs beigesteuert hat.

Mein Sohn Lukas, der damals unserer Einladung in diese Welt gefolgt ist und mich beglückt hat durch sein Kommen vom ersten Moment an. Ohne meine starke wundervolle Geburtserfahrung mit ihm hätte ich diesen Weg wohl nicht eingeschlagen.

Meine beiden Bonus-Töchter Lena und Annika, deren Entwicklung von wilden Teenies zu wunderbaren Frauen ich habe begleiten dürfen. Für ihre Frauengeneration ist diese Arbeit, für sie und ihre Kinder … und deren Kinder …

Vielen herzlichen Dank den Elternpaaren, die sich in den letzten zwei Jahren auf dem Weg zu ihrer Geburt mir anvertraut haben – danke für die Inspiration, die ihr mir ward. Besonderen Dank an Gunda und Johannes, Sonja und Urban, dass wir im Kurs fotografieren durften.

Ich danke allen Erfahrungen, allen Menschen, allen Widrigkeiten und Freudenfeuern, die mein Leben ausgemacht haben und ausmachen, durch die ich hier bin, wo ich bin.

Einladung

HypnoBirthing 2.0 ist entstanden aus dem intensiven Austausch mit Eltern, Hebammen und GeburtshelferInnen sowie der kontinuierlichen Beobachtung und Hinterfragung unseres Denkens, Tuns und Wirkens. Denn besonders die Wirksamkeit sollte bei allem Tun der Maßstab sein. In diesem Geiste möchten wir Gleichgesinnte und Gleichtuende zu einem offenen wertschätzenden Austausch und einer Vernetzung einladen. Wir sind dankbar für Feedback und konstruktives Mitdenken im Sinne von Wachstum und Weiterentwicklung im Dienste der Kinder, ihrer Mütter und Väter.

Kontakt

Bianca Maria Heinkel

Lärchenweg 4
76571 Gaggenau-Michelbach
Tel.: 07225/913170
info@hypnobirthing-institut.de
Ausbildung:
https://hypnobirthing-institut.de/
Youtube: https://www.youtube.com/@hypnobirthing2.0
Trancen: www.hypnobirthing-institut.de/downloads/

Jhari Gerlind Kornetzky

Tel.: 0173/9130893
Präsenzkurse in Südbaden:
www.hypnobirthing-suedbaden.de
Onlinekurse:
www.mamawerden-hypnobirthing.de
Geburt aufarbeiten:
www.birthstressrelease.de
Trancen:
www.www.mamawerden-hypnobirthing.de/downloads/

Anmerkungen

1. Northrup, Christiane: *Frauenkörper – Frauenweisheit. Wie Frauen ihre ursprüngliche Fähigkeit zur Selbstheilung wiederentdecken können.* Goldmann, 2010.
2. Duden, Barbara: »Vom Untergang der Geburt im späten 20. Jahrhundert«, in: Schlumbohm, Jürgen (Hrsg.): *Rituale der Geburt: Eine Kulturgeschichte.* C.H. Beck, 1998.
3. Schmidt, Gunther: *Einführung in die hypnosystemische Therapie und Beratung.* Carl Auer, Heidelberg 2005.
4. Gaskin, Ina May: *Die selbstbestimmte Geburt.* Kösel, 2004.
5. Heller, Angela: *Geburtsvorbereitung Methode Menne-Heller.* Thieme, 1998.
6. Fletcher, Sophie: *Mindful Hypnobirthing: Hypnosis and mindfulness techniques for a calm and confident birth.* Vermillion, 2014.
7. Vortrag: »Was ist das eigentlich, Hebammenkunst?« (Parabel: Eine Katze im Labor) auf dem X. Nationalen Hebammenkongress 2004 in Karlsruhe (forum. bdh.de).
8. http://www.bauchgeburt.de/30.html
9. Kabat-Zinn, Jon: *Gesund durch Meditation. Das große Buch der Selbstheilung.* O. W. Barth, 1991.
10. Lown, Bernard: *Die verlorene Kunst des Heilens. Anstiftung zum Umdenken.* Schattauer, 2002.
11. Bartens, Werner: *Das sieht aber gar nicht gut aus. Was wir von Ärzten nie wieder hören wollen.* Pantheon, 2013.
12. Dick-Read, Dr. Grantly: *Mutterwerden ohne Schmerz. Die natürliche Geburt.* Hoffmann und Campe, 1989.
13. Lukas, Priv. Doz. Dr. Karl Hermann: *Die psychologische Geburtserleichterung.* Schattauer, 1976.
14. Leclaire O'Neill, Ph.D. R.N. Michelle: *Hypnobirthing – The Original Method.* Papyrus Press, 2000.
15. Mongan, Marie F.: *HypnoBirthing. Der natürliche Weg zu einer sicheren, sanften und leichten Geburt.* Mankau, 2013.
16. Scheiderer, Claudia: *Yoga - Wirkung. Wahrheit. Weisheit.: Wie Sie eine uralte Kultur für sich und Ihren Körper neu entdecken können.* Tausendschlau, 2012
17. Rainer Maria Rilke: *Brief an Friedrich Westhoff*, Rom, 9. April 1904.
18. *What Life Means to Einstein: An Interview by George Sylvester Viereck;* The Saturday Evening Post (26 October 1929), (Übersetzung JGKY)
19. Robertson, Ian: *Das Universum in unserem Gehirn: Wie wir ungenutzte Potentiale ausschöpfen können.* Piper, 2001.
20. Hildebrandt, Sven / Blazy, Helga / Schacht, Johanna / Bott, Wolfgang (Hrsg.): *Schwangerschaft und Geburt prägen das Leben.* ISPPM Jahrbuch 2014, Mattes. http://www.mattes.de/buecher/praenatale_psychologie/978–3–86809–096-3_hildebrandt.pdf.
21. Zeit online: *Sprachpsychologie: Die Macht der Worte;* http://www.zeit.de/zeit-wissen/2012/06/Sprache-Worte-Wahrnehmung/seite-2
22. Lemke, Thomas H., www.t-h-l.de
23. Brückner, Heinrich: *Ein Kind wird erwartet.* Verlag für die Frau, 1982.
24. Kitzinger, Sheila: *Natürliche Geburt.* Kösel, 1994.
25. Schäfer, Susanne: *Therapeutischer Nutzen: Achtsam ist heilsam;* http://www.zeit.de/zeit-wissen/2012/01/Meditation-auf-Rezept/seite2 http://ich-will-meditieren.de/studien/
26. Rinpoche, Tsoknyi: *Öffne dein Herz und lausche – Den inneren Funken entdecken.* Arkana, 2012.
27. Schmidt, Dr. Gunther: *Liebesaffären zwischen Problem und Lösung. Hypnosystemisches Arbeiten in schwierigen Kontexten.* 2. Auflage, Carl-Auer-Systeme, Heidelberg 2004.
28. Schmidt, Gunther: *Systemische und hypnotherapeutische Konzepte für Organisationsberatung, Coaching & Persönlichkeitsentwicklung.* Audio-Vortrag Auditorium Netzwerk
29. Schmidt, Gunther: *Wie man Problem-Systeme zu Kraftquellen für optimale Lösungen macht und schlummernde Kompetenzen im System weckt: Einführung in*

die hypnosystemische Lösungs-Konzeption für Therapie und Beratung. Audio-Vortrag von der DGSF Jahrestagung Sept. 2011 Auditorium Netzwerk

30. Dr. Scout Cloud Lee: *Der Heilige Kreis: Ein Medizinbuch für Frauen*, Arun-Verlag 2012
31. Interessantes zu den Skulpturen findet man unter: Freitag, Barbara: Sheela-Na-Gigs. Unravelling an Enigma Verlag: Routledge Chapman Hall (November 2004) oder als PDF unter https://annlarue.files.wordpress.com/2014/05/sheelanagigs.pdf
32. Braden, Gregg: *Der Realitäts-Code. Wie Sie Ihre Wirklichkeit verändern können*. KOHA-Verlag, 2008
33. Dick-Read, Dr. Grantly: *Mutterwerden ohne Schmerz. Die natürliche Geburt*. Hoffmann und Campe, 1989.
34. Gaskin, Ina May: *Die selbstbestimmte Geburt. Handbuch für werdende Eltern*. Kösel 2004. *S. 155*
35. Rockenschaub, Univ.-Doz. Prof. Dr. Alfred: *Die Frauen können es, man lässt sie nur nicht!* Interview http://forum.sexualaufklaerung.de/index.php?docid=594.
36. Melzack R., Wall, P. D.: *Pain mechanisms: a new theory*. Science. 1965, Nov. 19;150 (699):971–9; http://journals.lww.com/surveyanesthesiology/Citation/1967/04 000/PAIN_MECHANISMS__A_NEW_THEORY_.2. aspx.
37. Dick-Read, Dr. Grantly: *Mutterwerden ohne Schmerz. Die natürliche Geburt*. Hoffmann und Campe, 1989.
38. Hanson, Rick / Mendius, Richard: *Das Gehirn eines Buddha. Die angewandte Neurowissenschaft von Glück, Liebe und Weisheit*. Arbor, 2010.
39. Hanson, Rick: *Just 1 Thing. So entwickeln Sie das Gehirn eines Buddha*. Arbor, 2012.
40. Horni-Dereani, Petra: *Geboren im Schutz der großen Göttin: Weiberkraft für Schwangerschaft, Geburt und Wochenbett*. Druids Equipment, 2008
41. Gregg Braden, *Zwischen Himmel und Erde. Der Weg des Mitgefühls*. KOHA-Verlag, 2001
42. Rockenschaub, Prof. Dr. Alfred: *Gebären ohne Aberglauben – Fibel und Plädoyer für die Hebammenkunst*. Facultas Universitätsverlag, Wien 2005.
43. http://www.pce.at/PDF/Oxytocin_das_Sexual_und_Kuschelhormon.pdf
44. Schwarz, Christiane: *Den Damm schützen*. Leseprobe in Deutsche Hebammen Zeitschrift 8/2011.
45. Übung aus Liesner, Franziska: *Mein Beckenbodenbuch: Mehr Kraft, erfüllte Sexualität, beweglicher Rücken*. Trias Verlag, 2012.
46. Alexander-Gedächtnis-Vortrag November 1965
47. http://www.milescircuit.com/
48. Pohl, Dr. Helga: *Unter Spannung*. Deutsche Hebammen Zeitschrift 9/2013.
49. Http://zeitung.hebammen.at/alteSeite/2009/04_09.htm
50. Hüther, Gerald / Krenz, Inge: *Das Geheimnis der ersten neun Monate. Unsere frühesten Prägungen*. Walter Verlag, 2005
51. Informationen unter: Dr. med. Mehdi Djalali http://www.haptonomie.homepage.t-online.de
52. Freie Übersetzung von den Autorinnen
53. http://www.boehi.ch/docs/Beckenendlage.pdf
54. Deutsche Hebammen Zeitschrift Ausgabe 4/2013, S. 30/31
55. Schöne, Melanie / Herrmann, Dunja: *Doula-Wissen rund um die Geburt*. Arbor, 2011.
56. http://www.aerzteblatt.de/nachrichten/37926/Geplante-Hausgeburt-so-sicher-wie-Entbindung-in-der-Klinik
57. Proppe, Kirsten (Hebamme): *Vom Skalpell auf die Welt gebracht*. http://www.greenbirth.de/KS-Proppe.pdf.
58. Rockenschaub, Prof. Dr. Alfred: *Gebären ohne Aberglauben – Fibel und Plädoyer für die Hebammenkunst*. Facultas Universitätsverlag, Wien 2005.
59. Der Hautkontakt ist ungemein förderlich für die Bindung, das Wohlbefinden von Mutter und Kind, für einen sanften Milcheinschuss und das Stillen allgemein ist.
60. Gaskin, Ina May: *Die selbstbestimmte Geburt*, Kösel, 2004
61. Buddha: *Dhammapada (Pfad der Lehre) (2. Vers)*
62. Gaskin, Ina May: *Die selbstbestimmte Geburt*. Kösel, 2004.

63. Brizendine, Dr. Louann: *The Male Brain*. Random House, 2011; Psychoneuroendocrinology, DOI: 10.1016/j. psyneuen.2010.01 013; Hormones and Behaviour, DOI: 10.1016/j. yhbeh.2010.04 007; http://www.urbia.de/magazin/schwangerschaft/auch-maenner-werden-schwanger.
64. Kunz, Jürgen: *Die Verhaltensökologie der Couvade. Perinatale Tabus und Einschränkungen für werdende Väter an der Schnittstelle von Biologie und Kultur*. BoD, 2003.
65. Schäffler, Arne: *Gesundheit heute: Krankheit – Diagnose – Therapie. Das Handbuch für Schulmedizin, Naturheilkunde und Selbsthilfe*. Knaur, 2007
66. http://www.systemische-professionalitaet.de/berndschmid/spruechesammlung.html aus dem Heftchen »Originalton« S. 45
67. Deutsche Hebammen Zeitschrift 7/2013 - S. 48–50
68. Palinsky, Constance G. / Lunnin, Larry A.: *A Guide to Healing: Lite Touch*. CreateSpace, 2008.
69. Nach Magdalena Brigger (Hebamme). Den vollständigen Vortrag finden Sie hier: https:// www.youtube.com/watch?v= PoX9D__-w6M.
70. Anke Bastrop: Deutsche Hebammen Zeitschrift 12/2013
71. http://www.hebammenblog.de/guter-hoffnung-sein/
72. Haindl, Erika: *Die heilende Kraft der Rituale. Weibliche Energie stärken*. Via Nova, 2008

Bildnachweis

Fotos: Cagen, Sasha: 12/13; Fotolia: 113 (Henrie), 134/135 (food pictures studio); Getty Images: 86/87 (Michael Wheatley), 110 (Wayne R Bilenduke); Henze, Jürgen: 148/149, 159 u.; iStockphoto: 24/25 (geargodz), 38/39 (sprokop); Kornetzky, Jhari Gerlind: 101; Kouvaris, Dario: 33, 83, 95, 111, 112, 114, 144, 159 o., 159 m., 160, 174/175; Reichel, Christian: 171; Reichel, Laura: 151; Shutterstock: 8/9 (Andy Z.), 116/117 (Igor Chaikovskiy); Wikimedia Commons: 69 (Poliphilo/CC-Zero)
Illustrationen: © Hypnobirthing Institut Deutschland

Impressum

Sollte diese Publikation Links auf Webseiten Dritter enthalten, so übernehmen wir für deren Inhalte keine Haftung, da wir uns diese nicht zu eigen machen, sondern lediglich auf deren Stand zum Zeitpunkt der Erstveröffentlichung verweisen.

Klimaneutral
Druckprodukt
ClimatePartner.com/14044-1912-1001

FSC www.fsc.org MIX Papier aus verantwortungsvollen Quellen FSC® C084279

Penguin Random House Verlagsgruppe FSC® N001967

5. Auflage 2023

in der Penguin Random House Verlagsgruppe GmbH,
Neumarkter Str. 28, 81673 München
Umschlag: Weiss Werkstatt München
Umschlagmotiv: Susanne Krauss, München
Herstellung und Layout: René Fink, München
Druck und Bindung: Print Consult GmbH, München
Printed in Slovakia
ISBN 978-3-466-31070-8
www.koesel.de

Bibliografie

Bücher

Achterberg, Jeanne: *Die heilende Kraft der Imagination.* Scherz, 1990

Albrecht, Harro: *Schmerz. Eine Befreiungsgeschichte.* Pattloch, 2015

Alman, Brian / Lambrou, Peter: *Selb sthypnose. Ein Handbuch zur Selbsttherapie.* Carl-Auer, 2015

Bartens, Werner: *Das sieht aber nicht gut aus. Was wir von Ärzten nie wieder hören wollen.* Pantheon, 2013

Bauer, Joachim: *Gedächtnis des Körpers. Wie Beziehungen und Lebensstile unsere Gene steuern.* Piper, 2004

Bauer, Joachim: *Warum ich fühle, was du fühlst. Intuitive Kommunikation und das Geheimnis der Spiegelneuronen.* Hoffmann und Campe, 2006

Blaffer Hrdy, Sarah: *Mütter und Andere. Wie die Evolution uns zu sozialen Wesen macht.* Berlin Verlag, 2010

Bongartz, Walter / Bongartz, Bärbel: *Hypnosetherapie.* Hogrefe, 2000

Bowlby, John: *Bindung. Eine Analyse der Mutter-Kind-Beziehung.* Kindler, 1982

Bowlby, John: *Trennung. Psychische Schäden als Folgen der Trennung von Mutter und Kind.* Kindler, 1976

Brisch, Karl-Heinz: *Bindungsstörungen. Von der Bindungstheorie zur Therapie.* Klett-Cotta, 2015

Brisch, Karl-Heinz / Hellbrügge, Theodor: *Die Anfänge der Eltern-Kind-Bindung. Schwangerschaft, Geburt und Psychotherapie.* Klett-Cotta, 2014

Brizendine, Louise: *Das männliche Gehirn: Warum Männer anders sind als Frauen.* Goldmann, 2011

Brückner, Heinrich: *Ein Kind wird erwartet.* Verlag für die Frau 1989

Chamberlain, David: *Woran Babys sich erinnern. Die Anfänge unseres Bewusstseins im Mutterleib.* Kösel, 2010

Davies, Elisabeth / Pascali-Bonaro, Debra: *Orgasmic Birth.* Rodale, 2010

de Jong, Theresa Maria / Kemmler, Gabriele: *Kaiserschnitt. Wie Narben an Bauch und Seele heilen können.* Kösel, 2003

Dick-Read, Grantly: *Mutterwerden ohne Schmerz. Die natürliche Geburt.* Hoffmann und Campe, 1953

Dunham, Myers et. al.: *Mamatoto. Geheimnis Geburt.* Egmont vgs, 1992

Dzongsar Jamyang Khyentse: *Es geht nicht um Glück. Ein Leitfaden für die »Vorbereitenden Übungen«.* Manjughosha, 2013

Eberwein, Werner / Schütz, Gerhard: *Die Kunst der Hypnose. Dialoge mit dem Unbewussten.* Junfermann, 2001

Egeling, Petra / Egeling, Hans-Werner: *Hypnose. Konzepte für Schwangerschaft und Geburt.* BoD, 2009

Eliacheff, Caroline: *Das Kind, das eine Katze sein wollte. Psychoanalytische Arbeit mit Säuglingen und Kleinkindern.* Kunstmann, 1994

Fahy, Kathleen et al.: *Birth Territory and Midwifery Guardianship. Theory For Practice, Education and Research.* Butterworth Books for Midwives, 2008

Fletcher, Sophie: *Mindful Hypnobirthing: Hypnosis and mindfulness techniques for a calm and confident birth.* Vermillion, 2015

Freitag, Barbara: *Sheela -na-gigs. Unravelling an Enigma.* Routledge Chapman Hall

Gaskin, Ina May: *Die selbstbestimmte Geburt. Handbuch für werdende Eltern.* Kösel, 2004

Gaskin, Ina May: *Spirituelle Hebammen.* Hugendubel, 1996

Gaskin, Ina May: *Praktische Hebammen. Handbuch der natürlichen Geburt.* Papyrus extra, 1993

Gerhardt, Sue: *Die Kraft der Elternliebe. Wie Zuwendung das kindliche Gehirn prägt.* Walter, 2006

Gibran, Khalil: *Wer nie das Leid erblickt, wird nie die Freude sehen – Texte für helle und dunkle Tage.* Patmos Verlag, 2012

Goleman, Daniel: *Konzentriert Euch! Eine Anleitung zum modernen Leben.* Piper, 2014

Hanson, Rick / Mendius, Richard: *Das Gehirn eines*

Buddha. Die angewandte Neurowissenschaft von Glück, Liebe und Weisheit. Arbor-Verlag, 2010

Hanson, Rick: *Denken wie ein Buddha. Gelassenheit und innere Stärke durch Achtsamkeit*. Irisiana, 2013

Hanson, Rick: *Just 1 Thing. So entwickeln Sie das Gehirn eines Buddha*. Arbor, 2012

Harms, Thomas (Hrsg.): *Auf die Welt gekommen. Die neuen Babytherapien*. Leutner, 2000

Harms, Thomas: *Emotionelle Erste Hilfe. Bindungsförderung – Krisenintervention – Eltern-Baby-Therapie*. Leutner, 2008

Heller, Angela: *Geburtsvorbereitung Methode Menne-Heller*. Thieme, 1998

Haindl, Erika: *Die Heilkraft der Rituale – Weibliche Energien stärken*. Via Nova, 2008

Hildebrandt, Sven / Blazy, Helga / Schacht, Johanna (Hrsg.): *Wurzeln des Lebens: Die pränatale Psychologie im Kontext von Wissenschaft, Heilkunde, Geburtshilfe und Seelsorge. ISPPM Jahrbuch 2011*. Mattes, 2012

Hildebrandt, Sven / Alberti, Heiner (Hrsg): *Verborgene Wahrheiten: Der verantwortungsvolle Umgang mit Erinnerungen aus unserer frühesten Lebenszeit. ISPPM Jahrbuch 2012*. Mattes, 2013

Hildebrandt, Sven / Blazy, Helga / Schacht, Johanna / Bott, Wolfgang (Hrsg.): *Kaiserschnitt: Zwischen Traum und Trauma, Wunsch und Wirklichkeit. ISPPM Jahrbuch 2013*. Mattes, 2014

Hildebrandt, Sven / Blazy, Helga / Schacht, Johanna / Bott, Wolfgang (Hrsg.): *Schwangerschaft und Geburt prägen das Leben. ISPPM Jahrbuch 2014*. Mattes, 2015

Hölzel, Britta / Brähler, Christine: *Achtsamkeit mitten im Leben. Anwendungsgebiete und wissenschaftliche Perspektiven*. O.W. Barth, 2015

Huber, Johannes: *Liebe lässt sich vererben*. Zabert Sandmann, 2011

Hüther, Gerald: *Die Macht der inneren Bilder. Wie Visionen das Gehirn, den Menschen und die Welt verändern*. Vandenhoeck & Ruprecht, 2005

Hüther, Gerald: *Bedienungsanleitung für ein menschliches Gehirn*. Vandenhoeck & Ruprecht, 2010

Hüther, Gerald: *Biologie der Angst. Wie aus Stress Gefühle werden*. Vandenhoeck & Ruprecht, 2012

Hüther, Gerald: *Wie aus Stress Gefühle werden. Betrachtungen eines Hirnforschers*. Vandenhoeck & Ruprecht, 2003

Hüther, Gerald / Krens, Inge: *Das Geheimnis der ersten neun Monate. Unsere frühesten Prägungen*. Walter, 2005

Jackson, Deborah: *Das geheime Wissen der Mütter. Schwangerschaft, Geburt und das Leben mit Kindern*. Mosaik, 1999

Janus, Ludwig / Haibach, Sigrun (Hrsg.): *Seelisches Erleben vor und während der Geburt*. LinguaMed, 1997

Janus, Ludwig: *Der Seelenraum des Ungeborenen. Pränatale Psychologie und Therapie*. Walter, 2011

Kabat-Zinn, Jon: *Gesund durch Meditation. Das große Buch der Selbstheilung*. Knaur, 2013

Kopf, Alexandra: *Traumgeburt. Gelassenheit, Entspannung und Schmerzkontrolle durch Selbsthypnose*. Carl Auer, 2015

Krüll, Marianne: *Die Geburt ist nicht der Anfang*. Klett-Cotta, 1997

Kuttner, Lieselotte: *Die Gebärhaltungen der Frau*. Marseille, 1994

Kunz, Jürgen: *Die Verhaltensökologie der Couvade. Perinatale Tabus und Einschränkungen für werdende Väter an der Schnittstelle von Biologie und Kultur*. BoD, 2003

Leclaire O'Neill, Michelle: *Hypnobirthing – The Original Method*. Papyrus Press 2000

Levy, Rick: *Mit dem Geist den Körper heilen*. Lüchow, 2011

Liesner, Franziska: *Mein Beckenbodenbuch: Mehr Kraft, erfüllte Sexualität, beweglicher Rücken*. Trias, 2012

Lothrop, Hannah: *Das Stillbuch*. Kösel, 2015

Lorenz-Wallacher, Liz: *Schwangerschaft, Geburt und Hypnose. Selbsthypnosetraining in der modernen Geburtsvorbereitung*. Carl-Auer, 2003

Lown, Bernard: *Die verlorene Kunst des Heilens. Anstiftung zum Umdenken*. Schattauer, 2002

Lukas, Karl Hermann: *Die psychologische Geburtserleichterung*. Schattauer, 1976

Maturana, Humberto / Varela, Francisco J.: *Der Baum der Erkenntnis. Wie wir die Welt durch unsere Wahrnehmung erschaffen – die biologischen Wurzeln des Erkennens*. Scherz, 1989

Maurer, Willy: *Der erste Augenblick des Lebens. Der Einfluss der Geburt auf die Heilung von Mensch und Erde*. Drachen, 2009

Mongan, Marie: *HypnoBirthing. Der natürliche Weg zu einer sicheren, sanften und leichten Geburt*. Mankau, 2005

Newberg, Andrew / Waldmann, Marc Robert: *Die Kraft der mitfühlenden Kommunikation. Wie Worte unser Leben ändern können*. Kailash, 2013

Northrup, Christiane: *Frauenkörper – Frauenweisheit. Wie Frauen ihre ursprüngliche Fähigkeit zur Selbstheilung wiederentdecken können*. Goldmann, 2010

Oblasser, Caroline: *Lass es raus! Die freie Geburt: Methode mit Gebärmutter, Scheide und Co: Mach dich frei von künstlichen Geburts-Methoden und krieg dein Baby einfach so*. Edition Riedenburg, 2011

Odent, Michel: *Die Wurzeln der Liebe. Wie unsere wichtigste Emotion entsteht*. Walter, 2001

Odent, Michel: *Geburt und Stillen*. Becksche Reihe, 2002

Odent, Michel: *Es ist nicht egal, wie wir geboren werden. Risiko Kaiserschnitt*. Patmos, 2005

Palinsky, Constance G. / Lunnin, Larry A.: *Guide to Healing: Lite Touch*. CreateSpace, 2008

Pert, Candance: *Moleküle der Gefühle. Körper Geist und Emotion*. Rororo, 1999

Reddemann, Luise: *Imagination als heilende Kraft. Zur Behandlung von Traumafolgen mit ressourcenorientierten Verfahren*. Klett-Cotta, 2007

Renggli, Franz: *Das goldene Tor zum Leben: Wie unser Trauma aus Geburt und Schwangerschaft ausheilen kann*. Arkana, 2013

Robertson, Ian: *Das Universum in unserem Gehirn: Wie wir ungenutzte Potentiale ausschöpfen können*. Piper, 2001

Rockenschaub, Alfred: *Gebären ohne Aberglauben. Fibel und Plädoyer für die Hebammenkunst*. Facultas Wien, 2001

Schöne, Melanie / Hermann, Dunja: *Doula-Wissen rund um die Geburt*. Arbor, 2011

Schlumbohm, Jürgen (Hrsg.): *Rituale der Geburt: Eine Kulturgeschichte*. C. H. Beck-Verlag, 1998

Siegel, Daniel: *Gemeinsam leben, gemeinsam wachsen. Wie wir uns besser verstehen und unsere Kinder einfühlsam ins Leben begleiten können*. Arbor, 2004

Siegel, Daniel: *Das achtsame Gehirn*. Arbor, 2007

Schmidt, Gunther: *Einführung in die hypnosystemische Therapie und Beratung*. Carl-Auer, 2005

Schmidt, Gunther: *Liebesaffären zwischen Problem und Lösung. Hypnosystemisches Arbeiten in schwierigen Kontexten*. Carl-Auer, 2004

Schmidt, Gunther: *Wie man Problem-Systeme zu Kraftquellen für optimale Lösungen macht und schlummernde Kompetenzen im System weckt: Einführung in die hypnosystemische Lösungs-Konzeption für Therapie und Beratung*. Audio-Vortrag von der DGSF Jahrestagung Sept. 2011 Auditorium Netzwerk

Schmidt, Gunther: *Systemische und hypnotherapeutische Konzepte für Organisationsberatung, Coaching und Organisationsentwicklung*. Audio-Vortrag. Auditorium Netzwerk

Storch, Maja / Cantieni, Benita / Hüther, Gerald / Tschacher, Wolfgang: *Embodiment. Die Wechselwirkung von Körper und Psyche verstehen und nutzen*. Huber, 2010

Tolle, Eckhart: *Eine neue Erde: Bewusstseinssprung anstelle von Selbstzerstörung*. Arkana, 2005

Tsonknyi Rinpoche: *Öffne dein Herz und lausche*. Arkana, 2012

Verres, Rolf: *Was uns gesund macht*. Herder, 2006

Watzlawick, Paul: *Wie wirklich ist die Wirklichkeit? Wahn, Täuschung, Verstehen*. Piper,

Yoshimura, Tadashi: *Joyous Childbirth changes the World*. Seven Stories Press, 2014

Zglinicki, Friedrich von: *Geburt. Eine Kulturgeschichte*. Westermann, 1986

Filme / DVD

Tonetti-Vladimirova, Elena: *Birth into being: Birth as we know it.* www.birthintobeing.com 2006

Berghammer, Karin: *birth-move-ment. Präventive Geburtshilfe und Wochenbett incl. Gebären und geboren werden.* Österreich, 2008 www.birth-and-culture.com

Quinton, Marie-Hélène / de Maistre, Gilles: *Der erste Schrei* (DVD) Arthaus 2007

Harman, Toni / Wakeford, Alex: *Microbirth – Die mikroskopischen Geheimnisse der Geburt.* Alto Films Ltd. 2014

Lipton, Bruce: *Wie wir werden, was wir sind. Eltern sind wichtiger als Gene. Wie unser Bewusstsein das Wesen unserer Kinder bestimmt.* Koha 2010

Pascali-Bonaro, Debra: *Orgasmic Birth. Das bestgehütete Geheimnis* 2008

Schöne, Melanie: *Hausgeburt – einfach – friedlich – gebären.* www.hausgeburt. tv

Takikawa, Debby: *What Babies want. An Exploration of the Consciousness of Infants.* Hana Peace Works 2004

Murphy-Paul, Anne: *Was wir vor unserer Geburt lernen* www.ted.com/talks/annie_murphy_paul_what_we_learn_before_we_re_born? language= dc

Nützliche Internetadressen

Hebammen

Bund Deutsche Hebammen e. V.
www.hebammenverband.de

Bund freiberuflicher Hebammen
www.bfhd.de

Babyfreundliche Geburtskliniken
www.babyfreundlich.org/kliniksuche.html

Geburtshäuser
www.geburtshaus.de
www.rund-ums-baby.de/schwangerschaft/geburtshaeuser.htm (nach PLZ sortiert)

Rebozo
www.rebozo.nl

Stillberaterinnen

www.bdl-stillen.de
www.lalecheliga.de
www.afs-stillen.de
www.stillen.de

Gesellschaft für Geburtsvorbereitung – Familienbildung und Frauengesundheit
www.gfg-bv.de

Green Birth e. V. Wege zur Geburt – natürlich bewusst
www.greenbirth.de

Broschüre zum Thema »Aktiv gebären gibt Stärke«
www.greenbirth.de/ENCA_-7-_2.4.15.pdf

Arbeitskreis Frauengesundheit
www.akf-info.de

Was brauchen Frauen zur Vorbereitung auf eine normale Geburt: Einlegeblatt für den Mutterpass
www.akf-info.de/uploads/media/Einlegeblatt-RZ.pdf

Geburtsallianz
www.geburtsallianz.at/ziele/index.html

Geburtsallianz zum Thema Geburtseinleitung
www.geburtsallianz.at/downloads/cimseinleitung.pdf

Für Väter

www.stillkinder.de/linktipps-vaeter-und-stillen/
www.vaterfragen.de
www.papa-online. com/start

10 interessante Väter-Websites auf einen Blick:
http://www.papa-online.com/gute-vater-website-gesucht-hier-stellen-sich-10-seiten-vor/

Eigene Affirmationen, Gedanken und Ideen

Eigene Affirmationen, Gedanken und Ideen